JN298715

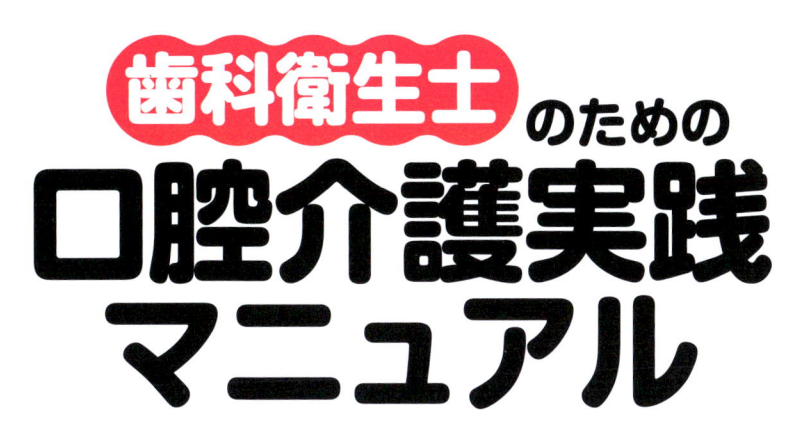

歯科衛生士のための口腔介護実践マニュアル

● 著者 関西女子短期大学歯科衛生学科教授
濵元 一美

● 監修 関西女子短期大学名誉学長
祖父江 鎭雄

MC メディカ出版

監修のことば

　日本社会は，これまで人類が経験したことのないほどの速さで高齢化が進行している．高齢者の中には，歯科保健のサービスが必要であるにもかかわらず，歯科医院への通院困難を訴える人々が多数存在する．そのため，通院を診療体制の基本としてきた従来の歯科診療では対応が難しく，訪問診療などの新しい歯科保健体制の充実が求められている．

　口腔は，「呼吸する」「食べる」「話をする」「ほほえむ」という，人が人らしく，人と交わり，いきいきと生き抜いていく上で欠かすことのできない機能を発揮する器官であり，身体維持と精神機能とを果たすきわめて重要な器官といえる．歯科衛生士は，口腔機能の維持・回復の支援者としての能力を身に付けることにより，今後ますます社会の中で活躍が期待される人材となろう．

　2010年度から，歯科衛生士養成機関の修業年限が3年以上に変更された．そのカリキュラム編成過程で，口腔機能の発達，回復維持ならびに口腔ケアを課題とした授業科目が最新重要科目として導入されてきた．一方，この授業科目に利用されるにふさわしい教本は見当たらない．

　本書は，歯科衛生士の視野で，高齢者対象のリハビリを中心とした病院での臨床体験と，歯科衛生士学生の講義と実習を担当してきた経験に基づいて執筆されており，歯科衛生士学生はもとより，高齢者を対象とした歯科衛生士業務担当者としてのキャリアアップを目指す人々に一読を薦めるとともに，歯科医師の諸先生にとっても有用な一冊であると確信する．

　著者は，歯科衛生士，歯科技工士の両資格を取得し，口腔に直接触れることのできる立場から歯科衛生に寄与されてきた．その臨床現場での活躍と同時に東京福祉大学において福祉の精神を身に付け，さらに大阪産業大学大学院で歯科医療活動を経済的視点から分析する能力を身に付けられ，経済学博士の学位を取得された．このような長い臨床経験と修学過程で，高齢者の口腔機能の回復・維持の重要性を身をもって体験されている．

　歯科衛生士には，大きな三つの責任がある．第一の責任は，歯科衛生士としての自分自身に対する責任である．人の口腔の健康を護ることにより人を支えることのできる職業に従事していることに強い自尊心をもたねばならない．同時に，患者さんへの指導や施術の能力が高まれば高まるほど，相手に与える影響は大きくなることを自覚し，謙遜の心をもち，生涯を通して自らの能力を高めていかねばならない．第二の責任として，患者さんには障害を有する人も，健常な人も，社会的地位の高い人もそれなりの人も存在する．このような条件にとらわれず，あらゆる患者さんに自らの専門能力を平等にすべて提供せねばならない．第三の責任は，地域社会に対する責任である．地域社会には，さまざまな理由から支援を受けることができない人々が多数存在する．このような人々に対して，歯科衛生士の能力を奉仕の精神で提供せねばならない．

　読者の皆様には，この三つの責任を果たすことにより，真に社会から尊敬され，受け入れられる歯科衛生士となられることを願ってやまない．

2012年1月

関西女子短期大学学長　祖父江鎭雄

はじめに

　高齢者の増加に伴い，2000年には介護保険制度が導入され，医療に関するシステムも大きく変化しました．医療や介護に関する領域において，新たにさまざまな専門職の育成が求められるようになりました．歯科衛生士はこれまで，身体の一部である口腔領域に関わる専門職という見方が強かったように思います．しかしながら，高齢者を取り巻く医療や介護に関する取り組みが変容するなかで，全身の健康と歯科領域との関連性が一般的に取り上げられるようになりました．また，「口腔ケア」という言葉が社会的に認知されるようになるなど，歯科に関する社会的ニーズは拡大しました．

　従来の歯科衛生士は，歯科診療室で来院患者様を待ち，院内で業務を行うという形がほとんどでしたが，歯科診療所の在宅医療サービスによって「歯科訪問診療」「訪問歯科衛生指導」「居宅療養管理指導」といった業務まで担うようになりました．さらに2005年からは，新たに「口腔機能向上」に関する項目が示され，取り組むようになりました．一方，2005年から歯科衛生士の教育年限は3年制以上となり，2010年にはすべての歯科衛生士の養成機関が3年制以上に整いました．これに伴い，歯科衛生士としての社会的責任も大きくなってきています．

　私は，1993年からの約10年間，リハビリテーション病院の歯科で歯科衛生士として働いていましたが，2003年から関西女子短期大学に入職し，現場での経験を生かして「口腔介護」関連の講義や実習を中心に担当してきました．

　病院で働いていたころを振り返りますと，初めて遭遇する出来事が数多くありました．入院患者様がストレッチャーで病棟から歯科診療室に来たり，時に点滴を受けながら，あるいは酸素ボンベを抱えながら歯科を受診するということがありました．

　また，口を開けるという当たり前のように思える行為が，非常に難しい患者様が多数いるのが現状でした．たとえば，脳梗塞後遺症によって手足に麻痺をもった場合，口腔領域にも麻痺があるということは珍しいことではありません．「食べる」「呼吸をする」「言葉を話す」「顔の表情をつくる」といった口腔機能に何らかの制限を受けながら日常生活を送っているのです．歯科治療をするにも歯を磨くにも口が思うように開かず，たとえ，開口可能な患者様であっても，一人で歯を磨くことができるといった状態ではありませんでした．当初，開口が困難な方々に適した歯ブラシなど，いくら探しても見当たらなかったのです．足の麻痺によって洗面所に行けない，手の麻痺によって歯ブラシが握れない，あるいは認知症によって歯ブラシの使い方がわからない，歯磨きをするということ自体が理解できない方もいて，歯ブラシを口腔内に挿入することの難しさを痛切に感じました．

さらに，歯科来院時に歯科衛生士が口腔ケアを行っても，次回の来院時には驚くほど口腔内が汚れていることから，一人では口腔衛生管理がままならない現状の深刻さを知りました．

　歯科衛生士として何ができるのかと自問自答しながら，患者様の日常の生活の様子を知るために病棟に赴（おもむ）きました．食事の時間になると義歯を外す患者様，むせながら食事をしている患者様，食後すぐにベッドで寝る患者様など，歯科診療室内ではわからなかったことがたくさんありました．こうした取り組みを通して，病棟の看護職や介護職の方々から多くを学び，その一方で，口腔ケアの重要性を理解してもらえるようにもなりました．当時，歯科衛生士が病棟に行くことは，まだまだ一般的ではなかったのですが，職種間の連携が深まる機会ともなり，その経験は大変貴重であったと認識しています．

　本書は，こうした実際に経験した出来事を基礎に，「口腔介護」の実践をわかりやすく示した構成になっています．要介護者の理解から始まり，環境整備やポジショニング方法，口腔清掃・口腔機能の評価，摂食（せっしょく）・嚥下（えんげ）障害患者へのアプローチまでを，写真等を用いて視覚的にとらえ理解できるような工夫をしてあります．また，第5章での口腔清掃用具の工夫と作製方法の紹介，第8章での高齢者向けの健康教育の具体的な方法の紹介は，本書の大きな特徴といえるでしょう．

　本書の執筆にあたり，多くの方々のご支援とご尽力を賜りました．なかでも第4章の実践編は，症例Tさんのお母様より，障害のある人たちに少しでも目を向けてくれる歯科衛生士を育成してほしい，そしてわが子の顔の表情を見てほしいと，あえて目隠しなしでの写真掲載を快諾くださったことによって成り立っています．以前にお母様は，「わが子の誕生が，うれしくてうれしくてしかたがなかった」と言われ，生い立ちを語ってくださいました．言葉では言い尽くせない感動と感謝の意を，ここに記します．そしてみな様には，この筆者の思いをお読み取りいただき，一層の社会的責務と業務の遂行にお役立ていただければ幸いです．

　本書が，歯科衛生士を目指す人，そして口腔介護に関心をお持ちの多くの方々にご愛読いただけますことを願っております．

濵元一美

CONTENTS

監修のことば……… 3

はじめに……… 4

第 1 章　要介護者の理解とコミュニケーション

ICFの基本的特徴 …………………………………………………………………………… 10
 ① ICFの具体的な内容　12
 ② ICFの構成要素間の相互作用　12

要介護者とのコミュニケーション ……………………………………………………… 13
 ① 支援者としての接し方　14
 ② 支援者としての身だしなみ　17

実践編　疑似体験を通して要介護者を理解しよう ……………………………………… 19

［コラム］訪問口腔ケアを行うときの用具と注意点　24

第 2 章　環境整備とポジショニング方法

社会背景と環境 …………………………………………………………………………… 26
 ① 高齢者を取り巻く介護サービス　26
 ② 環境整備のための視点　30

補助用具とポジショニング ……………………………………………………………… 33
 ① 車椅子の名称と取り扱い方　33
 ② 「起き上がる」動作と応用　38

実践編　移乗テクニックを覚えよう ……………………………………………………… 41

第 3 章　高齢者の身体的・精神的状態

高齢者に起こりやすい症状，よくみられる病気 ……………………………………… 48
 ① 高齢者の健康状態の特徴　48
 ② 高齢者の精神的な変化　54

感染症と防止対策 ………………………………………………………………………… 54
 ① 高齢者に多い感染症と対策　55
 ② 感染予防に向けた注意点　56

実践編　バイタルサインを確認しよう ………………………………………………… 57

第4章　歯磨きをするために必要な動作

口腔衛生状態が保てない要因 …………………………………………………… 62
- 1 「歯磨きしている」とみなされる背景　62

機能的自立度評価（FIM） ……………………………………………………… 64
- 1 FIMとは　64
- 2 整容，移動（歩行・車椅子）の評価内容　65

歯磨き動作の把握 ………………………………………………………………… 69
- 1 歯を磨くために必要な動作　69
- 2 寝たきり状態の要介護高齢者の口腔ケア　73

清掃用具の選択と口腔ケアの方法 ……………………………………………… 74
- 1 清掃用具　74
- 2 義歯に関するケア　79

実践編　口腔ケアを支援した症例 ……………………………………………… 82

第5章　口腔清掃用具の工夫と作製方法

個別性に合わせた改良ブラシを必要とする症例 ……………………………… 88
- 1 現状把握　88
- 2 要因分析　89
- 3 目標設定　90
- 4 対策の立案　91
- 5 対策の実施　91
- 6 注意したいこと　92
- 7 効果の確認　92
- 8 まとめと課題　93

自助具や改良ブラシの工夫 ……………………………………………………… 93
- 1 歯ブラシの改良　93
- 2 義歯用歯ブラシの改良　96
- 3 コップと吐き出し容器　97

実践編　改良ブラシを作製しよう ……………………………………………… 98

第6章　口腔清掃の評価と口腔機能の評価

口腔清掃の評価方法 ……………………………………………………………… 108
- 1 改訂BDR指標による評価　108
- 2 評価項目と観察ポイント　109

口腔機能の評価方法 ………………………………………………………………… 120
　　　① 口腔運動機能評価　120
　　　② 咀嚼機能評価　126
　　　③ 嚥下機能評価　127
　　実践編　口唇と舌の運動を評価しよう ………………………………………… 129

第7章　摂食・嚥下障害患者へのアプローチ

　　摂食・嚥下障害のメカニズム ……………………………………………………… 134
　　　① 摂食・嚥下の5期　134
　　　② 摂食・嚥下と誤嚥　136
　　　③ 摂食・嚥下障害を疑うポイント　138
　　　④ 摂食・嚥下障害の評価　138
　　　⑤ 摂食・嚥下障害を伴う場合の栄養法　139
　　摂食・嚥下障害に対する訓練 ……………………………………………………… 140
　　　① 間接的訓練　140
　　　② 直接的訓練　146
　　実践編　楽しい間接的訓練を考えてみよう！　各評価を体験しよう！ ……… 153

第8章　高齢者に役立つ口腔に関する健康教育

　　口腔機能の向上へのポイント ……………………………………………………… 160
　　　① 口腔の働き　160
　　　② 高齢者の口腔環境の変化　161
　　　③ 口腔のトラブル　161
　　　④ 予防のポイント　162
　　説明用媒体のつくり方 ……………………………………………………………… 163
　　　① 口腔内のしくみを示す媒体　163
　　　② 食べること（摂食・嚥下）のしくみの説明媒体　166
　　　③ その他の媒体　167
　　実践編　高齢者施設で口腔に関する健康教育をしよう ……………………… 168

おわりに………179
参考文献………180
索　　引………182

第1章

要介護者の理解とコミュニケーション

第1章の要点

　私たちは，目覚めるとベッド（寝床）から起き上がり，顔を洗ったり歯を磨いたりして身支度を整えます．そして，各々の目的に沿って，さまざまな行動を起こします．学校に行き勉強をしたり，職場に行き仕事をしたり，あるいは，掃除や洗濯などの家事をこなす人もいれば，カルチャーセンターやスポーツクラブで趣味やスポーツに励む人もいるでしょう．もちろん，トイレに行ったり，食事をしたり，お風呂にも入ります．そして，就寝のために再びベッド（寝床）に入ります．

　人は，いろいろな身体機能や心身機能を使って，さまざまな活動を行ったり参加したりし，それぞれの日常生活を送っています．たとえ，なんらかの機能や能力に障害があったとしても，人としての尊厳が守られ，一人の人として生きることができる社会でなければなりません．

　第1章では，それぞれの人の状況を健康領域や健康関連領域のなかで分類されたICF（日本語版　国際生活機能分類－国際障害分類改訂版－）の概念を知り，要介護者とのコミュニケーションを考えてみます．また，要介護者の疑似体験の方法も紹介します．なお，機能的自立度評価（FIM）については，第4章（p.64参照）をご参照ください．

ICFの基本的特徴

　ICF（国際生活機能分類）は，2001（平成13）年にWHO（世界保健機関）の総会で採択されました．正式名称は「生活機能・障害・健康の国際分類（International Classification of Functioning, Disability and Health）」です．日本語版では，「国際生活機能分類－国際障害分類改訂版－」として用いられています．1980（昭和55）年のWHO国際障害分類であるICIDH（機能障害・能力障害・社会的不利の国際分類）モデルは，「機能・形態障害」「能力障害」「社会的不利」をあわせた全体が「障害」であるという理論に基づいたものでした．そのため，ICIDHは「障害」というマイナス面に注目していますが，ICFは「心身機能・身体構造」「活動」「参加」の各々のレベルで「生活機能」に注目し，プラス面を見ていきます．これまでは，マイナスとなる問題を解決するためにマイナスを減らすというとらえ方でしたが，ICFはプラスを探しそれを伸ばすというとらえ方を示し，さらに環境因子等の観点を加えています．

　表1－1は，ICFの概念を示しています．ICFに含まれている領域には，健康領域と健康関連領域の2種類があり，心身機能・身体構造，活動や参加に分け，ある病気や変調をもつ人が実際にしていること，またはできることを系統的に分類します．生活機能（functioning）とは，心身機能・身体構造，そして活動や参加のすべてを含んだ用語として用い，障害（disability）は，機能障害（構造障害を含む），活動制限，参加制約のすべてを含む用語として用いられています．

さらに，環境因子のリストを含み，これはすべての構成概念と相互作用しています．

表1-1の用語について，説明を加えておきましょう．

まず，健康との関連において，心身機能（body functions）とは，身体系の生理的機能（心理的機能を含む），身体構造（body structures）とは，器官・肢体とその構成部分などの身体の解剖学的部分です．また，機能障害（構造障害を含む）（impairments）とは，著しい変異や喪失などの心身機能または身体構造上の問題を指します．

そして，活動（activity）とは，課題や行為の個人による遂行のこと，参加（participation）とは，生活・人生場面（life situation）への関わりのこと，活動制限（activity limitations）とは，個人が活動を行うときに生じる難しさのこと，参加制約（participation restrictions）とは，個人がなんらかの生活・人生場面に関わるときに経験する難しさのことです．

また，環境因子（environmental factors）とは，人々が生活し，人生を送っている物的な環境や社会的環境，人々の社会的な態度による環境を構成する因子のことです．

最後に，個人因子（personal factors）とは，個人の人生や生活の特別な背景であり，健康状態や健康状況以外のその人の特徴からなります．個人因子はICFの分類には含まれていませんが，この関与を示すため，ICFの構成要素間の相互作用の図（p.13, 図1-1）には記載されています．

表1-1　ICFの概念

	第1部：生活機能と障害		第2部：背景因子	
構成要素	心身機能・身体構造	活動・参加	環境因子	個人因子
領域	心身機能・身体構造	生活・人生領域（課題，行為）	生活機能と障害への外的影響	生活機能と障害への内的影響
構成概念	心身機能の変化（生理的）身体構造の変化（解剖学的）	能力　標準的環境における課題の遂行　実行状況　現在の環境における課題の遂行	物的環境や社会的環境，人々の社会的な態度による環境の特徴がもつ促進的あるいは阻害的な影響力	個人的な特徴の影響力
肯定的側面	機能的・構造的統合性	活動参加	促進因子	非該当
	生活機能			
否定的側面	機能障害（構造障害を含む）	活動制限　参加制約	阻害因子	非該当
	障害			

出所：厚生労働省「国際生活機能分類―国際障害分類改訂版―」（2002年）

1 ICFの具体的な内容

ICFの概念は，生きていく上において，問題（マイナス）を減らすことを考えるよりもプラスを伸ばすことが重要ととらえています．

①心身機能・身体構造（生命レベル）

心身機能とは，手足の動きや精神の動き，視覚・聴覚などの機能であり，身体構造とは，手足の一部や心臓の一部などのような体の部分のことを指し，生きるということをとらえたものです．

②活動（生活レベル）

歩く，食事をするなど生きていく上で基本的に必要な行為から，食事をつくる，掃除をするなどの家事行為，そして，学校に行くために電車に乗るなど社会生活上必要な行為すべてが入ります．また，余暇活動も入ります．

③参加（人生レベル）

主婦としての役割や仕事場での役割，また趣味やスポーツに参加するなど，人生のさまざまな状況に関与し，そこで役割を果たすことです．

2 ICFの構成要素間の相互作用

図1-1は，ICFの構成要素間の相互作用について図式化したものです．ICFは，「心身機能・身体構造」「活動」「参加」の三つを包括した「生活機能」と，さらに，「環境因子」「個人因子」を総括した「背景因子」とを含み，これらすべての構成概念は相互作用するものなのです．図1-1では，ある特定の領域における個人の生活機能は，健康状態と環境因子と個人因子を要素とする背景因子との間の相互作用，あるいは複合的な関係であることを示しています．各要素間には，ダイナミックな相互関係が存在するため，一つの要素に介入すると，その他の一つ，あるいは複数の要素を変化させる可能性があります．このように，ICFは障害のある人だけに関するものではなく，対象範囲は普遍的なのです．つまり，すべての人に関する分類として，健康状態に関連したさまざまな領域における個人の生活機能，障害，健康について記録するのに役立ちます．

ICFは生活機能や障害の「過程」をモデル化するものではなく，相互作用的で発展的な過程としての生活機能と障害の分類への多角的アプローチです．介護を必要とする人や障害のある人々と接する際には，ICFの概念を知っておくことが重要です．

ICFは，本来，健康分類および健康関連分類なのですが，保険，社会保障，労働，社会政策などの領域でも用いられています．国連社会分類の一つとしても認められており，国際的な人権に関する諸規則・方針や各国の法令を実施するための適切な手段でもあるのです．

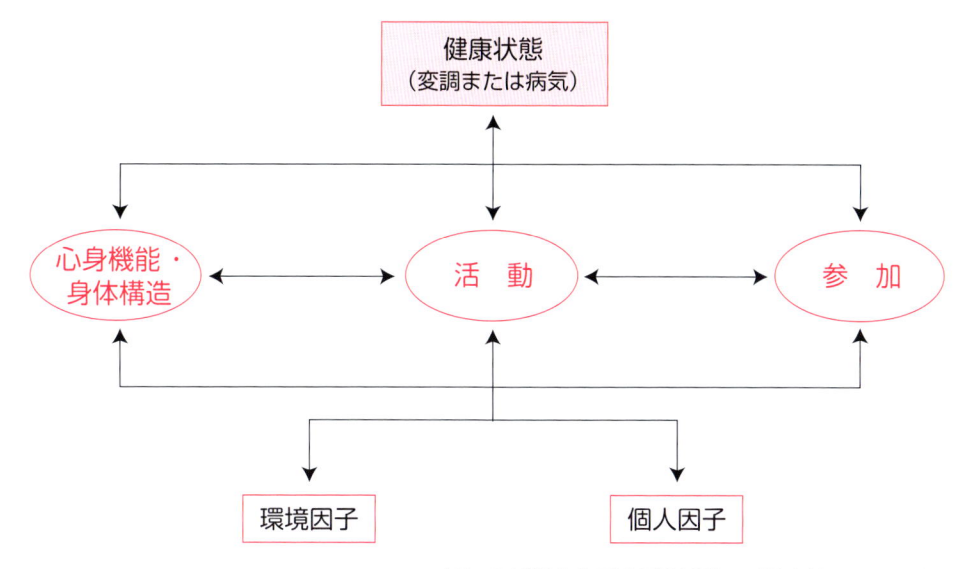

第1章 要介護者の理解とコミュニケーション

出所：厚生労働省「国際生活機能分類－国際障害分類改訂版－」（2002年）

図1－1　ICFの構成要素間の相互作用

要介護者とのコミュニケーション

　当事者（要介護者）の受傷後の経過日数，年齢，性格，障害の程度などはさまざまですが，後天的に障害が生じたことによって，今まで自分でできていたことが突然できなくなってしまったというケースがあります．その場合，すぐにはその状況を受け入れられなかったり，投げやりな気持ちになったり，あるいは意欲を失って沈み込んでしまったりというような複雑な心理状態に陥ってしまうことがよくあります．

　私が勤務していたリハビリテーション病院には，脳梗塞など脳血管疾患を発症し，その後遺症によって，片麻痺になったり，言語障害，歩行障害，嚥下障害などを有する要介護高齢者が大勢入院されていました．当事者から，「周りに迷惑をかけて生きていくのは，しんどい」「こんな身体になって，情けない」「どうせ，これ以上よくならんから」「なんにもやりたくない」「もう死にたい」など，少々後ろ向きと思える言葉を耳にすることも少なくありませんでした．おそらく，大変な苦しみや悩みを抱え，毎日不安な日々を過ごされていたのでしょう．一方で，昼食の前後に口腔ケアや訓練のために病棟に行くと，「ごはん食べたんか．お腹すいたやろ」「私の分，半分食べて」「毎日毎日，ありがとうね」など，大変気遣ってもいただきました．この両方の心持の違う言葉を，同じ人から聞くということもありました．この現状に，専門職として当事者とどのようにコミュニケーションをとればよいのかと，戸惑うことが多々ありました．

13

1 支援者としての接し方

　まずは，当事者をあるがままに受け入れることが必要です．また，相手の話をどこまで理解しているのか，あるいは何かを実行するという意思や意欲をもっているのかどうかなどを，見逃してはいけません．障害が生じた経緯やその症状は一元的ではありませんので，そのアプローチ方法も一つだけではないのです．

　当事者が病気や障害を克服しようとするプロセスには，病気や障害を他人事（ひとごと）のように考えているショック期，病気や障害を認めたくない否認期，病気や障害が治らないことについて自分や他人を責める混乱期，努力の必要性に目覚め前向きになる努力期，病気や障害を受け入れ，新しい生きがいを得る受容期があるといわれます．各期は複雑に重複したり行ったり来たりと，メンタル的に変化があるのです．そのため，支援者には，それぞれの当事者に合わせた対応が求められます．

　常に声かけをすることは重要ですが，話しかけるタイミングにも気を配らなければなりません．声かけや問いかけは，当事者とのコミュニケーションなのですが，しつこく何度も質問するとかえって当事者を疲れさせてしまうことがあるのです．当事者によっては訴えなどの反応がみられない場合がありますが，支援者からのさりげない問いかけによって会話が弾んだり，安心してもらえることがあります．当事者のペースに合わせてゆっくり理解の度合いを確かめる必要があります．そして，その際，視覚や聴覚に問題がないかどうかも確認しておかなければなりません．

　支援者は，当事者に対して励ますつもりで「頑張って」という言葉をかけたくなることがあります．しかしながら，これ以上どうすればいいのかと，かえって当事者が重荷に感じたりすることもあります．また，当事者と信頼関係を培うことはよいのですが，高齢の当事者に対して「おじいちゃん」「おばあちゃん」と呼ぶのではなく，姓で呼びかけることが大切です．そして，若い当事者を愛称で呼ぶことについても，必ずしもよいとは限らず慎重に対応する必要があります．支援者は当事者を個人として尊重し，敬意をもって接することが重要なのです．ただし，当事者から呼び方を指定された場合は，この限りではありません．

　支援者が当事者に説明をする場合には，目線を合わせ，専門用語を用いないように心がけ，紛らわしい言葉にも注意を払う必要があります．当事者は，術者の説明に対して質問せず，一人で悩んだり不安になることがあります．また，勝手に判断してしまうこともありますので，当事者が正しく理解できたかどうかを確かめる必要があります．特定の言葉しか発せられない，まったく言語を失っている，言語での意思疎通が困難，耳は聴こえるが会話ができないなど，当事者の悲しみやもどかしさは計り知れません．支援者の姿勢や態度，表情を読み取る力量が，当事者の気持ちに反映します．支援者は，当事者の顔の表情を察知し，対応しなければなりません．言語によらないコミュニケーションを見逃してはなりません．

　次に，当事者の機能的な障害によって，口がうまく機能しない，目が見えない，耳が聴こえないなどの状態を想定し，その支援を考えていきましょう．

◆1◆ 言語に障害のある人の場合

　言語障害には，失語症と構音障害があります．失語症は多くの場合，右片麻痺の人にみられます．これは，言語中枢が脳の左半球にあるためです．失語症の場合，言語以外の知能や感情は正常であり，認知症とは異なります．構音障害の特徴は，発語するときに口や鼻から空気がもれて歯切れよく話すのが難しいことです．当事者は，うまく言葉が発せられず，相手になかなかわかってもらえない，まったく伝わらないなど，コミュニケーションがとれずにイライラしたり怒ったりすることがあります．あるいは，発語ができないことによってふさぎがちになったりすることもあります．そのような場合，支援者も一緒になってイライラしたり，あるいは逆におろおろしては，当事者の人格を傷つけることになりかねません．

　支援者は，時間をかけてゆっくり聴く姿勢が重要です．そして，コミュニケーションが円滑に進むように，「はい」「いいえ」で答えられるように質問を工夫したり，身振り手振りを加えながら表現したり，あるいはボディタッチを加えたりします．また，当事者が上手に話せたり理解ができた場合などには，共に喜び，励まします．そのことは意欲を高めることにつながります．家族や支援者などは，毎日，当事者に明るく元気なあいさつをするよう心がけることが大切です．

　また，言語障害というより意識障害があるために，その原因や状態によってコミュニケーションをとることが困難，あるいは不可能ということがあります．コミュニケーションの障害には，認知機能に問題がある場合と，言語機能に問題がある場合が考えられ，いずれにしても当事者の感情をくみ取る必要があります．当事者に異常が生じても訴えがわかりにくいため，介助者や支援者が常に観察し，異常を察知することが重要です．

　言語の手段には，言葉を発するだけではなく，身振りや手振り，筆談や手話，あるいはトーキングエイド®（会話や筆談が困難な人のための携帯型意思伝達装置）やコミュニケーションボードなどがあります．当事者の状態に適した方法を検討し，工夫することが望まれます．

◆2◆ 手足に機能障害のある人の場合

　なんらかの事故や疾病，あるいは加齢によって，後天的に手や足に機能障害が生じることがあります．まず，足に機能障害のある場合，これまでの生活の行動範囲は一転して狭くなってしまいます．一人で自由に外出することはもちろん，屋内を移動するのにも大きな負担を伴います．

　歯磨きや食事を行う日常生活を想定して考えてみますと，歯を磨くために洗面所に行く，食事のためにキッチンやリビングに行くという移動にさえ制限がかかります．また，車椅子を用いる場合，車椅子への移乗が自立しているのか否か，あるいは自走か他走かによって，どこで歯を磨くことができるのか，どこで食事をとることができるのかという場所の検討が必要になってきます．そして，そこから支援の方法を考えることが重要となります．

　さらに，手に機能障害のある場合，まして，利き手が麻痺によって動かせない，動かしにくいとなると，歯ブラシを持つことや歯磨きの動作にも制限がかかります．また，食事をするにも，はしやスプーンで食物をつかみ，口にまで運ぶことが困難になります．歯を磨きたい，あるいはごはんを食べたいなどといった欲求が満たされず，当事者はイライラ感を増し，もどかしささえ

感じるでしょう．

　利き手が麻痺した場合，多くは健側への利き手交換を考えます．当事者は，患手回復に執着しがちですから，利き手交換を受け入れがたい場合も多々あります．仮に利き手交換によって歯磨きを促したとしても，当事者は手を思いどおりに動かせないことから，歯磨きの磨き残しがみられます．特に，口腔内の患側に食物残渣（ざんさ）が顕著にみられます．そのうち，歯磨きそのものが面倒になってしまい，歯を磨かなくなってしまうこともあります．もちろん，食事の場合も同様で，はしやスプーンを上手に動かすことができないことから，手づかみで食べたり，食べこぼしなどが確認されます．また，そのうち，食事そのものに興味を示さなくなってしまうこともあります．しかし，リハビリテーションによって利き手交換を進めている場合には，歯磨きに関する非利き手の練習は，受け入れられやすくなります．

　支援者は当事者に，繰り返して行うと上達することを十分に説明する必要があります．その場合，当事者の視覚や聴覚に制限があることを想定し，当事者の正面や背後からではなく，健側から声かけをし，威圧感を与えることなく目線を同じ高さにして声かけや話をすることを心がけます．また，当事者の手や指の動きを確認することも必要となります．何のために手や指の動きを確認するのかを，しっかり説明し納得してもらってから行いましょう．そして，レベルに応じて当事者の歯ブラシを持つ手に支援者の手を添え，一緒に歯ブラシを動かしたり，鏡で口腔内を確認できる状態であれば，鏡を見てもらいながら励まし，根気よく訓練を行うことが大切です．

◆3◆視覚に障害のある人の場合

　視覚障害のある場合，ちょっとした物が障害物となってつまずいたり転倒したりすることがあります．また，床がぬれていると滑るリスクが高くなります．そのため，障害物となるような物は片付け，床にまで気を配って危険防止に努めることが大切です．当事者は，けがをするような危険な体験をした場合，見えない，あるいは見えにくいことを悲観的にとらえ，閉じこもりがちとなり活動性が乏しくなる可能性があります．見えないからしかたがないと支援者までもがあきらめてしまっては，ますます当事者はふさぎこんでしまうかもしれません．

　支援者は，常に声かけをし，当事者の不安感を取り除くような働きかけをすることが重要です．転倒やけがをしないように障害物となりそうな物はすべて片付け，また，会話の際，支援者は当事者の肩や手に触れながら近くに寄って話しかけることを心がけます．そして，当事者の視覚からの情報量が少ない点を補うように，状況をよりわかりやすく説明することが重要です．

　また，半側空間失認がある場合，手の動きと視野が一致しない，食物の位置が確認できない，食卓にある食事の片方しか食べずに，もう片方を残すなどがみられます．このような場合，当事者の見やすい片側（右側または左側）や中央に食事を配膳したり，食物の位置を確認するよう促す工夫が大切です．

◆4◆聴覚に障害のある人の場合

　難聴の場合，他者からわかりにくく，補聴器が入っているのを見て初めて聴覚障害があることに気づくことがあります．また，補聴器や集音器を用いるのをうっかり忘れていたり面倒であったりという理由から，装着していない当事者もいます．人によっては自分が難聴であることを他者に知られたくないと思う場合もあり，聞こえていなくても適当に返事をして聞こえているふりをする場合もありますので，注意が必要です．仮にそのようなことがあれば，他の人がいないときにゆっくりと観察をし，どのようにすべきかを一緒に考えるとよいかもしれません．

　難聴のある人には，口の形で言葉を読み取ろうとする場合もあるため，支援者は口をはっきり動かしゆっくり話をしましょう．また，高齢者の場合，高音よりも低音のほうが聞き取りやすいので，そのことを心がけて会話をしてみましょう．

◆5◆その他

　当事者が抱えている症状は，それぞれ異なっており，症状が重複している場合も多くあります．当事者に対する支援は，身体的・精神的な支援だけではありません．当事者が置かれている家族関係，近隣関係，友人関係などの人との関わり，そして，年金や貯蓄などの経済的要因，趣味や習い事など，さまざまなものが重なりあって当事者の生活を支えています．当事者に対する支援を考えるには，個々の人が置かれている立場やその背景を考えなければなりません．

2　支援者としての身だしなみ

　当事者から見て，快いと感じてもらえる身だしなみを心がける必要があります．身だしなみは，時として自分の個性を発揮するおしゃれと勘違いするかもしれませんが，あくまでも目線は当事者の側にあるのです．以下の項目について，自己チェックしてみましょう．

＜身だしなみチェックシート＞

（1）髪の毛
　□①地毛に近く自然な色である．派手な色に染めていない
　□②仕事中は髪をまとめ，フロントやサイドの髪が顔を覆っていない
　□③作業中など，髪の毛をむやみに手で触れていない
　□④まめに洗髪をして清潔に保つよう心がけている

（2）顔
　□①濃い化粧はしていない
　□②カラーコンタクトレンズは装着していない
　□③眉は健康的に見えるように描いている

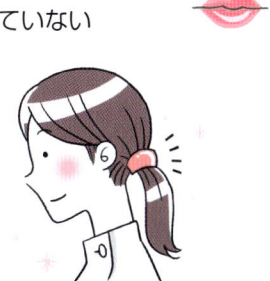

□④つけまつ毛は使用していない
　　□⑤表情が豊かで笑顔を心がけている
(3) 手，指
　　□①爪は長くのばしていない
　　□②マニキュアやつけ爪はしていない
　　□③ファッションリングははめていない
　　□④常に手洗いをし，清潔に保つよう心がけている
(4) 下着，白衣
　　□①派手な下着はつけていない
　　□②白衣をまめに洗濯し，汚れをつけたままにしていない
　　□③白衣にアイロンをかけ，しわになっていない
　　□④白衣のボタンやファスナーははずれたままにしていない
(5) その他
　　□①においのきつい香水をつけていない
　　□②汗の不快なにおいは放置していない
　　□③派手な装飾品はつけていない
　　□④常に機能的で清潔であるように心がけている

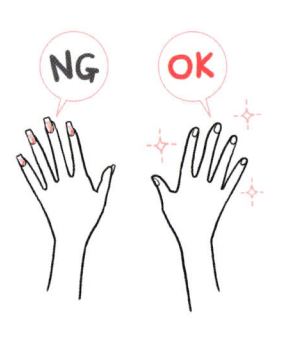

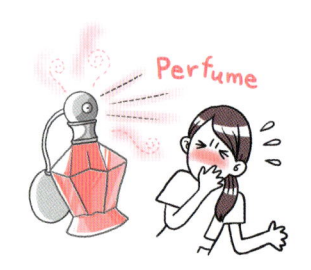

　さて，結果はいかがだったでしょうか．

　身だしなみと同様にあいさつにも注意が必要です．身だしなみやあいさつは，当事者との人間関係をつくる始まりです．当事者に気持ちよいと感じてもらえる印象こそが，互いの信頼関係を結ぶことにつながります．

　また，いつも笑顔で接することは重要です．医療や介護の必要な当事者にとって，支援者の笑顔は不安を取り除く何よりの特効薬です．そして，敬語を使い，感じのよい表現をすることが大切です．

　これらは，在宅や施設訪問の場合も同様です．笑顔であいさつをし，相手の訴えにも耳を傾け，気持ちの通うコミュニケーションに努めましょう．

第1章 要介護者の理解とコミュニケーション

実践編　疑似体験を通して要介護者を理解しよう

　歯科衛生士は歯科分野に関する専門職ですので，とかく"口"のみにとらわれがちになります．しかし，"口"というのは身体の一部ですから，当然，目や耳，あるいは手足の状態などにも注意を払って接する必要があります．

　ここでは，口や目，手足など，徐々に感覚や動きの制限を増やしながら疑似体験を行い，そのなかで当事者や支援者の気持ちや負担を考えてみてください．対応の方法や声かけの位置など，体験するなかで導き出し，要介護者への理解を深めていきましょう．当事者にはなり得ませんが，この体験を通して考えてみることから始めましょう．

やってみよう 1　口を使った疑似体験

方法
2人1組で，当事者（患者）役と支援者（術者）役になり，ロールプレイ形式で実施（1人で行うことも可能）

準備物
セロハンテープ（10〜15cm）

手順
①2人1組（当事者役Aさん，支援者役Bさん）になる．
②Aさんは椅子に座る．
③BさんはAさんの口角周辺に10〜15cmのセロハンテープを貼り，少し口が開閉しにくい状態にする（図1-2参照）．
④BさんはAさんにあいさつをし，自分の名前を伝える．名前は，本名でも仮名でもどちらでもよい．

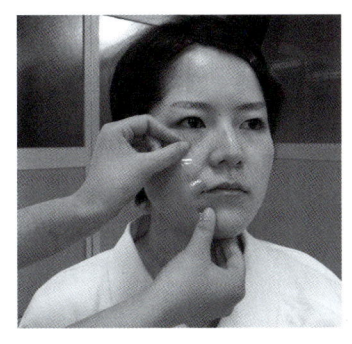

図1-2　口角あたりにセロハンテープを貼っているところ

⑤Aさんは，Bさんの名前が聞こえたら，うなずく．
⑥BさんはAさんに名前を聞く．
⑦Aさんはできるだけ口唇や舌を動かさないようにして，Bさんに自分の名前を言う．AさんとBさんが互いに顔見知りの場合は，芸能人や身近な人の名前を想定して行う．
⑧Bさんは，Aさんの名前が聞き取れなかった場合は，聞き取れるまで何度でも聞き返す．一度で聞き取れた場合でも，必ず一度は聞き返す．
⑨BさんはAさんから聞き取った名前を「〇〇さんですね」と確認し，正しいかどうか確認する．正確に聞き取れるまで繰り返す．
⑩互いに紹介が終了すれば，AさんとBさんの役を交代し，同様の手順で行う．

<例>
Bさん：「こんにちは．私は，歯科衛生士の〇〇〇〇です．よろしくお願いします」
Aさん：うなずく（アクションのみ）
Bさん：「すみませんが，あなたのお名前を教えてください」
Aさん：「私は，やまもとななえです」
Bさん：「あなたは，かわもとはなみさんですね」
Aさん：首や手を横に振るなど（アクションのみ）
Bさん：「すみませんが，もう一度あなたのお名前を教えてもらえますか」
Aさん：「やまもとななえです」
Bさん：「かわもとはなこさんですね」
　　＊繰り返し，Aさんの名前が正しく聞き取れるまで行い，聞き取れたら次に進む．
Bさん：「何度も，お名前を聞いてすみませんでした．今日，やまもとななえさんを担当させていただきます．よろしくお願いします．今日は，〇〇〇〇をしますね」
　　＊何度も聞き返したことに対して謝り，あらためて簡単なあいさつをしたり当日の予定など自由に会話する．〇〇〇〇は各自工夫して会話を交わす．

応　用　2人同時にセロハンテープを口角あたりに貼り，互いに自由に自己紹介や会話をしてもよいでしょう．

ポイント　思うように言葉が発せられないってどんなことだろう．
当事者役と支援者役の各々の立場で考えてみよう．

<当事者役>
①思うように自分の名前を発することができないときの気持ち
②支援者に自分の言葉がなかなか伝わらず何度も聞き返されたときの気持ち
③支援者からどのような声かけが欲しかったか

第1章 要介護者の理解とコミュニケーション

＜支援者役＞
①当事者の発する言葉がわかりにくいときの気持ち
②一生懸命に伝えようとしている当事者に何度も聞き返さなければならないときの気持ち
③当事者との信頼関係を築くために何が必要だったか

やってみよう ❷　手を使った疑似体験

方法
2人1組で，当事者（患者）役と支援者（術者）役になり，ロールプレイ形式で実施
「やってみよう1」で実施した際の各々の気持ちを振り返りながら実施

準備物
セロハンテープ（10〜15cm），浴用タオル2〜3枚（または三角巾など）

手順
①「やってみよう1」の手順で，セロハンテープを口角周辺に貼る．
②2人1組（当事者役Aさん，支援者役Bさん）になる．
③Aさんは椅子に座る．
④BさんはAさんの利き手（右手または左手）に浴用タオルを2〜3枚つなぎ合わせたもの（または三角巾）を巻き，片手が動かない，使えない状態にする（図1-3参照）．
⑤「やってみよう1」の手順でAさんとBさんは，互いに自己紹介をする．その際，BさんはAさんに握手をしながらあいさつをする．
⑥Bさんは，Aさんの三角巾を巻いていないほうの非利き手（左手または右手）をどれくらい動かすことができるのかを確認する．Bさんは，Aさんと会話を交わしながら行う．
⑦AさんとBさんの役を交代し，同様の手順で行う．

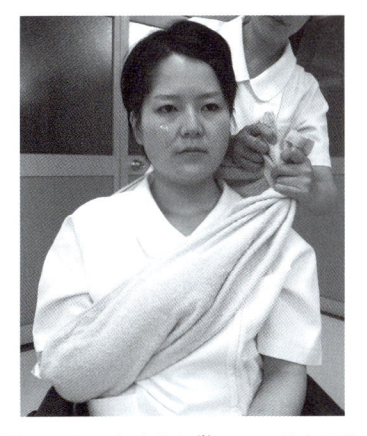

図1-3　タオルを巻いているところ

ポイント 思うように手が動かせないってどんなことだろう．
当事者役と支援者役の各々の立場で考えてみよう．

＜当事者役＞
①利き手が思うように動かない，使えないときの気持ち
②支援者から手の動きを確認されたときの気持ち
③支援者からどのような視線や声かけが欲しかったか

＜支援者役＞
①当事者と握手したときの気持ち
②当事者の手の動く状態を確認したときの気持ち
③当事者とのコミュニケーションは，なぜ必要なのか

やってみよう ❸　目を使った疑似体験

方法
2人1組で，当事者（患者）役と支援者（術者）役になり，ロールプレイ形式で実施．
「やってみよう1,2」で実施した際の各々の気持ちを振り返りながら実施．

準備物
セロハンテープ（10～15cm），浴用タオル2～3枚（または三角巾など），アイマスク（または浴用タオル1枚），車椅子

手順
①「やってみよう1,2」の手順で，口と利き手を動かしにくい状態にする．
②2人1組（当事者役Aさん，支援者役Bさん）になる．
③Aさんは車椅子に座る．
④BさんはAさんにアイマスク（または浴用タオル）をつけて目隠しをする（図1－4参照）．

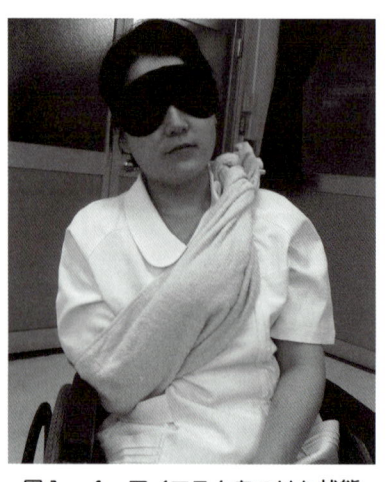

図1－4　アイマスクをつけた状態

⑤「やってみよう１，２」の手順でAさんとBさんは，互いに自己紹介や握手をする．
⑥BさんはAさんの手を握ったり，軽くボディタッチをしながら互いにあいさつを交わす．
⑦BさんはAさんの健側，患側の両方から，それぞれ話しかけてみる．
⑧AさんとBさんの役を交代し，同様の手順で行う．

ポイント　視野が確保できないってどんなことだろう．
当事者役と支援者役の各々の立場で考えてみよう．

<当事者役>
①視野が制限される，あるいは視界が閉ざされるときの気持ち
②支援者の顔が見えない状態の気持ち
③車椅子に乗り，手足が思うように動かせないときの気持ち
④支援者からの言葉かけに，健側と患側の違いはあるのか

<支援者役>
①当事者の視界が制限された状態で話をするときの気持ち
②当事者から顔を確認してもらえないときの気持ち
③当事者に対しての配慮，注意などを考え，声かけをしたことはあるか
④当事者との信頼関係を築くためには，何が必要か

そのほか，耳栓を用いて，聴覚に制限のある状態を取り入れてみるのもよいでしょう．

　身近にあるセロハンテープを少し貼っただけ，また，浴用タオルをちょっと手に巻いたり目隠しに使っただけでも，日ごろの活動的な自分とは違い，もどかしさを感じたのではないでしょうか．あるいは，日々の生活が当たり前にできることに感謝した人もいるかもしれません．不自由さも一過性の体験にしかすぎませんので，当事者の気持ちがすべてわかるというわけではありません．しかしながら，疑似体験のなかで，それぞれが示すポイントについて考えてみると，さらに要介護者への理解が深まるでしょう．

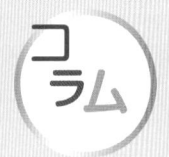

コラム 訪問口腔ケアを行うときの用具と注意点

　高齢者の増加に伴って，歯科衛生士は高齢者の生活する居宅（在宅）や施設等を訪問し，口腔ケアを行う機会が増えました．訪問して口腔ケアを行うには，必要物品を持参しなければなりません．

- **清潔な身だしなみのために**：エプロン，靴下（靴下カバー），シューズ（必要に応じて），髪をまとめるゴムやピン
- **感染予防のために**：石けん，速乾性アルコール手指消毒液，ペーパータオル，ゴム手袋（グローブ），マスク，ゴーグル（ディスポーザブルの物品は余分に）
- **バイタルチェックのために**：血圧計，体温計，パルスオキシメータ．ただし，訪問先に準備されており使用可能であれば不要
- **口腔ケアのために**：歯ブラシやスポンジブラシ，舌ブラシ等の補助的な清掃用具．必要に応じて，義歯用歯ブラシ，電動歯ブラシ，吸引器や吸引歯ブラシ（ヘッド部にカテーテル〔管〕が付いた歯ブラシ）等．うがいができない場合の口腔内洗浄時に，霧吹きや差し口の細長い容器．薬剤や保湿剤等
- **口腔内を観察するために**：ミラー，ペンライト，記録用の筆記用具
- **その他**：使用済みのエプロンや靴下，物品等を入れるビニール袋数枚，ビニールシートや新聞紙
- **当事者に準備してもらいたい物品**：使用中の歯ブラシ等の清掃用具，コップ，ガーグルベースン（吐き出し容器），洗面器，タオル等

　また，訪問歯科診療（在宅診療）時に持ち運び可能なポータブルユニット（写真参照）を持参すれば，歯を削ったり歯石を除去したりすることが可能になります．

＜注意点＞

　あらかじめ必要な情報を収集した上で，訪問します．当事者や家族，他職種などから不快感をもたれないように，身だしなみやあいさつに気を配りましょう．また，感染予防にも注意を払います．訪問先では緊張するでしょうが，その場の雰囲気を和ませるようなコミュニケーションを心がけ，信頼関係を育むことに時間をかけます．そして，当事者中心の医療や介護のサービスを提供することが大切です．「あなたに来てもらえてよかった」と思われる，訪問のスペシャリストになりたいものですね．

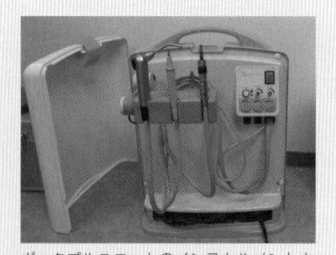

ポータブルユニットのインストルメント本体（左：シリンジ，中央：超音波スケーラー，右：ハンドピース）
＊使用時はコンプレッサーにつないで使用します．

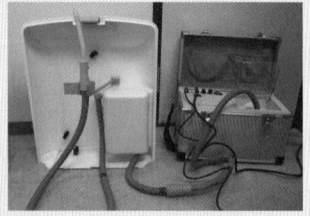

バキューム部（左：バキューム，右：エアータンク）
＊バキュームとタンクが一体になったものもあります．

（写真提供：大阪府大東市加山歯科医院 院長 加山哲夫先生）

第 2 章

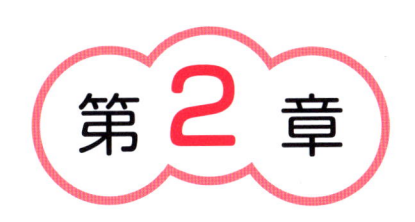

環境整備とポジショニング方法

第2章の要点

歯科診療所に来院した患者様が，歯科診療台に座り口を大きく開けることによって，歯科衛生士は口腔内の状態を観察することができます．これは，歯科衛生士なら誰もが日常業務のなかで経験していることだと思います．しかしながら昨今，歯科診療所には，要介護者が来院することもあり，口腔内を観察するまでのプロセスに介護能力が必要とされるようになりました．また，歯科衛生士が要介護者の居宅（在宅）や施設を訪問する機会は年々増え，移動や移乗に関する介護の技術が必要となってきたのです．

当事者の要介護状態はさまざまですし，年齢や介護が必要となったプロセスも多様です．そして，要介護者を取り巻く家族環境や社会背景も一元的ではありません．要介護者をサポートするためには，社会のしくみとしての介護サービスについて知り，要介護者の置かれている環境やその状況を理解することが大切です．

第2章では，当事者（要介護者）を取り巻く環境について考え，そして，身体の一部である"口"をサポートするために必要なポジショニング方法を紹介します．

社会背景と環境

わが国の高齢化に対する取り組みは，1963（昭和38）年，老人福祉法の制定に始まり，その後，70年代には老人医療の無料化，80年代の老人保健法の制定，90年代の福祉8法の改正・ゴールドプランの制定などがなされてきました．また，2000（平成12）年4月から施行された介護保険制度によって，これまでの「措置」から「契約」へと，高齢者が介護に関するサービスを選択できる時代に突入しました．そのため，高齢者を取り巻く介護サービスなどの社会的背景は大きく変化してきたのです．

1 高齢者を取り巻く介護サービス

介護を社会全体で支えるしくみとしてつくられた介護保険制度によって，高齢者一人ひとりの能力に応じ自立した生活が送れるように，必要なサービスが受けられるようになりました．高齢者の増加は，介護が必要な高齢者の増加ともなり，医療職，介護職などいろいろな職種がサービスを支えています．高齢者の生活の場としては，大きく分けて在宅と施設があります．介護が必要な状態にあっても介護サービスを受けながら在宅で生活をするケース，あるいは施設に入所するケースなどさまざまです．また，施設を利用する場合も，入所や通所などその機能も多様であり，種類は，設置根拠や医療の給付，利用当事者，設備等の基準や人員の基準などによって分けられています．家族の状況や経済状態によっても，受ける介護サービスが変わってきます．

◆1◆ 介護保険の被保険者

①第1号被保険者
- 市町村・特別区の区域内に住所を有する65歳以上の者で，寝たきり，認知症などで常時介護を必要とする人
- 家事など日常生活に支援が必要な人

②第2号被保険者
- 市町村・特別区の区域内に住所を有する40歳以上65歳未満の医療保険に加入している人
- 初老期認知症，脳血管疾患，がん末期など，老化に起因する一定の疾病（特定疾病）により，介護や支援が必要な人

◆2◆ 要介護・要支援の認定

　介護保険の給付を受けるためには，市区町村（保険者）による「要介護」または「要支援」の認定を受けることが必要です．認定は，まず，被保険者は市区町村に申請し，次に，市区町村が被保険者の心身の状況を調査するとともに，主治医の意見を聞きます．そして，その調査結果等をもとに介護認定審査会（市区町村の附属機関または広域連合）で審査・判定を行い，市区町村は介護認定審査会の審査・判定に基づき認定を被保険者に通知します．

　要介護・要支援とは，入浴，排泄，食事等，日常生活での基本的な動作について，常時の介護や支援が必要であると見込まれる状態をいいます．介護の必要な程度に応じて区分され（要支援状態区分1～2，要介護状態区分1～5），その区分に応じた介護（予防）給付を受けることができます．なお，第2号被保険者は，要介護等の状態の原因となった心身の障害が，がん末期や初老期認知症，脳血管疾患等の老化に起因する16種類の特定疾病に該当する人のみ，要介護・要支援の認定を受けることができます．

＜特定疾病とは＞

①がん末期　②関節リウマチ　③筋萎縮性側索硬化症　④後縦靭帯骨化症　⑤骨折を伴う骨粗しょう症　⑥初老期における認知症　⑦進行性核上性麻痺，大脳皮質基底核変性症およびパーキンソン病　⑧脊髄小脳変性症　⑨脊柱管狭窄症　⑩早老症　⑪多系統萎縮症　⑫糖尿病性神経障害，糖尿病性腎症および糖尿病性網膜症　⑬脳血管疾患　⑭閉塞性動脈硬化症　⑮慢性閉塞性肺疾患　⑯両側の膝関節または股関節に著しい変形を伴う変形性関節症

◆3◆ 介護サービスの種類

　施設を利用する場合，介護保険適用の施設と適用外の施設とがあります．介護保険が適用となる施設を利用する場合，介護が必要であると認定を受けた者が対象となります．

　表2-1は，介護サービスの種類と特徴をまとめたものです．

表2−1　介護サービスの種類と特徴

A. 在宅サービス

必要なサービスを必要なときに受けることができます．

1. 介護サービス（要介護1～5）

サービスの種類		特　徴
在宅訪問するサービス	訪問介護（ホームヘルプサービス）	訪問介護員が居宅を訪問し，入浴，排泄，食事等の介護等や日常生活上の世話，そして掃除，洗濯，買い物等の家事，通院等のための乗車または降車の介助等を行う．ただし，通院等のための乗車または降車の介助のみのサービスは認められない．
	訪問入浴介護	看護職員や介護職員が居宅を訪問し，移動可能な浴槽等を提供して入浴の介護を行う．
	訪問看護	医師の指示のもと，看護師や保健師等の看護職員が定期的に居宅を訪問し，健康チェックや療養の世話・助言等を行う．
	訪問リハビリテーション	医師の指示のもと理学療法士や作業療法士，言語聴覚士等が居宅を訪問し，理学療法，作業療法，言語療法その他の必要なリハビリテーションを行う．
日帰りで通うサービス	通所介護（デイサービス）	要介護認定者等が通所介護施設等に通い，施設は健康チェック，入浴，食事，日常動作訓練等を行う．
	通所リハビリテーション（デイケア）	要介護認定者等が介護老人保健施設，病院，診療所等に通い，施設は理学療法，作業療法，その他必要なリハビリテーションを行う．
施設への短期入所生活介護（ショートステイ）		要介護認定者等が老人短期入所施設等に短期間入所し，施設は要介護認定者等に入浴，排泄，食事等の介護，その他日常生活上の世話，機能訓練を行う．
福祉用具の貸与・購入，住宅の改修		車椅子やベッドなどの福祉用具のレンタル，入浴や排泄用の福祉用具の購入，手すりなどの住宅改修の一部を支援する．
特定施設入居者生活介護（介護付き有料老人ホーム等）		介護対応型の有料老人ホーム，軽費老人ホーム（ケアハウス）に入所している要介護者等について，介護サービス計画に基づき，入浴，排泄，食事等の介護，その他の日常生活上の世話，機能訓練および療養上の世話を行う．
介護サービス計画（ケアプラン）の作成		要介護度ごとの限度額の範囲で自由にサービスを組み合わせることができ，ケアマネジャー（介護支援専門員）が状態や希望に基づき作成する．

2. 予防サービス（要支援1～2）

サービスの種類	
〈在宅訪問するサービス〉 ①介護予防訪問介護（ホームヘルプ） ②介護予防訪問入浴 ③介護予防訪問看護 ④介護予防訪問リハビリテーション	＜日帰りで通うサービス＞ ①介護予防通所介護（デイサービス） ②介護予防通所リハビリテーション（デイケア）
	施設への短期入所（ショートステイ）
	福祉用具の貸与・購入，住宅の改修
	介護予防特定施設入居者生活介護（介護付き有料老人ホーム等）
	介護予防ケアプランの作成

B．地域密着型サービス

介護保険によって被保険者である利用者が受けられる施設サービスです．要支援者は利用できません．

サービスの種類	
夜間対応型訪問介護	認知症対応型共同生活介護（グループホーム）
認知症対応型通所施設 ※地域密着型介護サービスには認知症対応型通所介護という認知症専門の通所介護がある．	小規模な介護付き有料老人ホーム等（定員29人以下）
小規模多機能型居宅介護	小規模な特別養護老人ホーム（定員29人以下）

C．施設サービス

サービスの種類	特徴	機能	対象者
指定介護老人福祉施設（特別養護老人ホーム）	施設サービス計画に基づき，入浴，排泄，食事等の介護，相談・援助，社会的生活の便宜の供与，その他の日常生活上の世話，機能訓練，健康管理および療養上の世話を行う．入所者の能力に応じ自立した日常生活を営めるようにすることを目指した施設．	家庭と同じ機能	身体上または精神上，著しい障害があり常時介護を必要とし，かつ在宅生活が困難な要介護者．終身制
介護老人保健施設（老健施設）	施設サービス計画に基づき，居宅における生活への復帰を念頭に置いて，入浴，排泄，食事等の介護，相談および援助，医療等を通した機能訓練，健康管理等を行う．入所者の有する能力に応じ自立した日常生活を営むことができるようにすることを目指した施設．指定介護老人福祉施設よりも，リハビリスタッフや看護師，医師等の配置人数が多く，多少料金は高い．	家庭復帰，療養機能	病状が安定期にあり入院治療をする必要はないものの家庭で自立して生活するには不安や問題を抱えており，リハビリテーション，介護，看護を必要とする要介護者．終身制ではない
介護療養型医療施設	長期にわたり療養が必要な高齢者に対して，医学的な管理のもとで介護，機能訓練，その他必要な医療を行う施設	長期療養医療機能	医療療養病床は主として長期療養を必要とする患者．介護療養病床は長期療養を必要とする要介護者で医学的管理のもとに介護や医療を必要とする患者
介護医療院	主として長期にわたり療養が必要である要介護者に対して，施設サービス計画に基づいて，療養上の管理，看護，医学的管理のもとに介護，機能訓練，その他必要な医療や日常生活上の世話を行うことを目指した施設	長期療養生活機能	重篤な身体疾患，身体合併症のある認知症高齢者等の要介護者とし，要支援者は含まない．

2　環境整備のための視点

　当事者をサポートするためには，取り巻く人的環境，物的環境について，知っておくことが大切です．当事者のことだけではなく，介護を担っている人の状況についても確認しておくことが重要です．以下に示す内容について，情報を収集します．また，事前に情報を入手したものも整理しておくと便利です．ただし，これらの情報は，当事者やその家族のプライバシーに関わりますので，取り扱いは慎重にする必要があります．

◆1◆当事者を取り巻く環境

（1）生活環境
　①当事者について：性別，年齢，職業（退職している場合は以前の職業），趣味や特技など
　②家族について：続柄，年齢，職業，健康状態，協力状況や当事者に対する理解度など
　③要介護状態について：内容や負担状況，主たる介護者の健康状態など
　④社会資源の活用について：デイサービス（通所回数），訪問看護や訪問介護の状況など

（2）病状，全身状況
　①口腔内の主訴について：主訴，要望（当事者と家族とで異なることがある）など
　②全身状況について：原因疾患，療養期間，現病歴，既往歴など
　③口腔関連の状態について：口腔内の状態，口腔機能の状態など

（3）日常生活自立度
　①寝たきり度について：要介護度，ADL（p.73参照）の状況（移動手段や移動状況，食事の摂取状況など），意思疎通状況など
　②BDR指標（p.108参照）について：口腔清掃状況など

　これらの情報以外にも，当事者によっては確認しておかなければならない内容があるでしょうが，まずはこれらの情報を踏まえ，当事者に適した支援方法を検討することが大切です．また，これらの情報を知っておくと，当事者の主治医や看護師などに病状や服薬などについて確認を取らなければならないときや日常の口腔ケアの支援者に介助のポイントを伝えたりするときなど，他職種との連携にも役立ちます．
　情報を収集することは当事者のプライバシーに触れますので，信頼関係を構築することを忘れず，また，当事者のもつ不安や苦しみなどに十分に配慮し，意欲を引き出すための支援を心がける必要があります．当事者のさまざまな情報を踏まえ，自立性を高めるために必要な用具や環境の整備に努めましょう．

第2章 環境整備とポジショニング方法

◆2◆歯科に関連する動作と環境

当事者が「歯を磨く」という行為をどこで行うのか，そしてそれに伴う介助方法について考えてみましょう．

(1) 洗面所で行う場合

<洗面所までの移動手段>

独歩：自力歩行によって洗面所まで移動が可能な場合です．
　＊少しのことでつまずくことがあるので，手すりをつけたり滑らないような工夫が大切．

杖：杖を使用すれば，洗面所まで歩行による移動が可能な場合です．
　＊杖は動くほうの手に持ち，先に動きにくい側の足を出し，次に動く側の足を出す．不安定な人は，動く側の足を動きにくい側の足よりもやや後ろになるように出す．

杖歩行の介助：介助者は悪い側のやや後ろから腰のあたりを支えます．
　＊不安定な人には，腰に加え肩のあたりも支える（図2−1参照）．

歩行器：歩行器を使用すれば，洗面所まで歩行による移動が可能な場合です．
　＊歩くことが不安でも，両手に力が入る人に向く．

車椅子：車椅子を使用すれば，洗面所まで移動が可能な場合です．
　＊車椅子には，自分で操作する自走式と介助者が操作する介助式がある．

車椅子の介助：車椅子への移乗介助を要する場合，走行に介助を必要とする場合など，当事者の状態に応じた介助が必要です（図2−2参照）．
　＊車椅子の詳細については，「車椅子の名称と取り扱い方」（p.33〜34）を参照のこと．

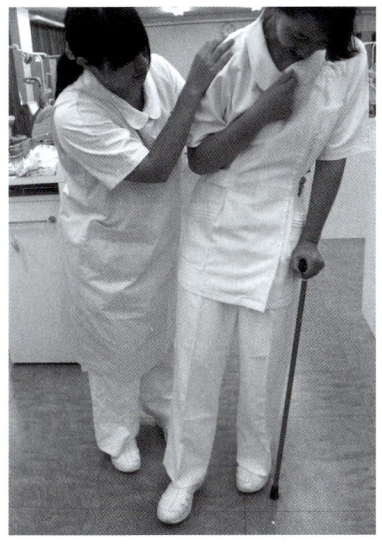

図2−1
杖歩行の介助（学内実習にて）

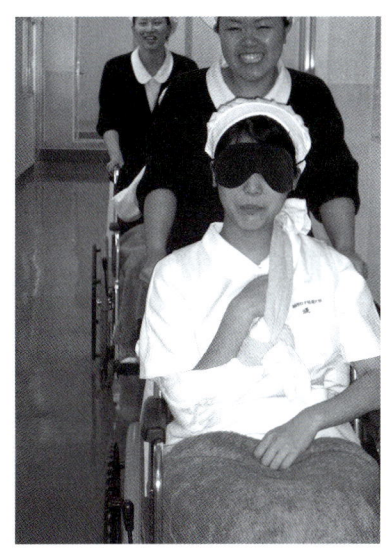

図2−2
車椅子の走行介助（学内実習にて）

(2) 寝室内で行う場合

＜ベッドから離れて行う場合＞

ベッドから起き，車椅子に移乗して歯磨きを行う場合です．

介助者は当事者の状態に応じて，ベッドと車椅子間の移乗を介助します．

また，介助者は，歯磨き時に必要な物品の準備や後片付けを行います．

＜ベッド上で行う場合＞

ベッド上で，歯磨きを行う場合です（図2-3参照）．

当事者の状態に応じて，ベッドのギャッチアップを考える必要があります．

座位：上体を90度に起こした状態（図2-4(a)参照）

ファーラ位：上体を45～60度に起こした状態（図2-4(b)参照）

セミファーラ位：上体を30～45度に起こした状態（図2-4(c)参照）

　＊ファーラ位，セミファーラ位の場合，膝を曲げクッションを入れたりベッドの足部分をギャッチアップさせると上体の安定が図れる（図2-5参照）．

仰臥位（ぎょうがい）：上体を水平にした状態（図2-6参照）

　＊ベッドのギャッチアップができない場合，仰臥位で行うと誤嚥（ごえん）する可能性があるため，顔だけでも横に向けるか，あるいは，側臥位（そくがい）で行う必要がある．

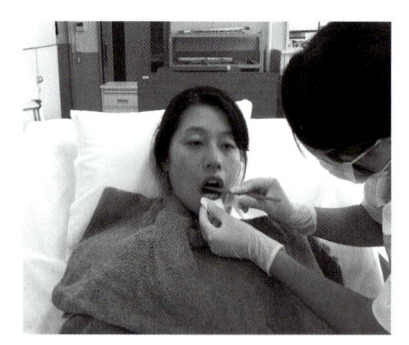

図2-3　ベッド上で歯磨き介助をしているところ

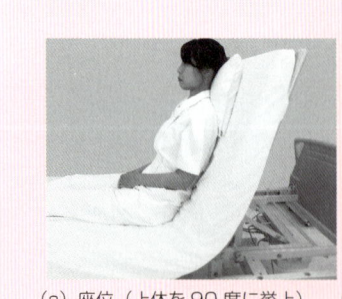

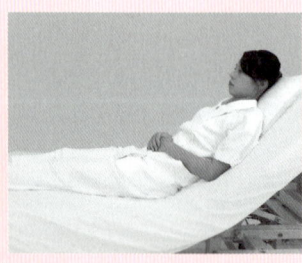

(a) 座位（上体を90度に挙上）　(b) ファーラ位（上体を45～60度に挙上）　(c) セミファーラ位（上体を30～45度に挙上）

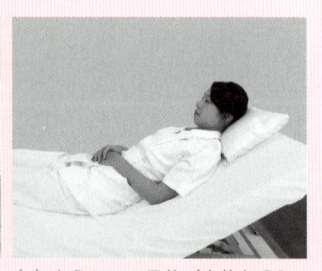

図2-4　ベッド上での体位1

(a) 膝を曲げクッション挿入　　　(b) 足部分をギャッチアップ

図2-5　ベッド上での体位2

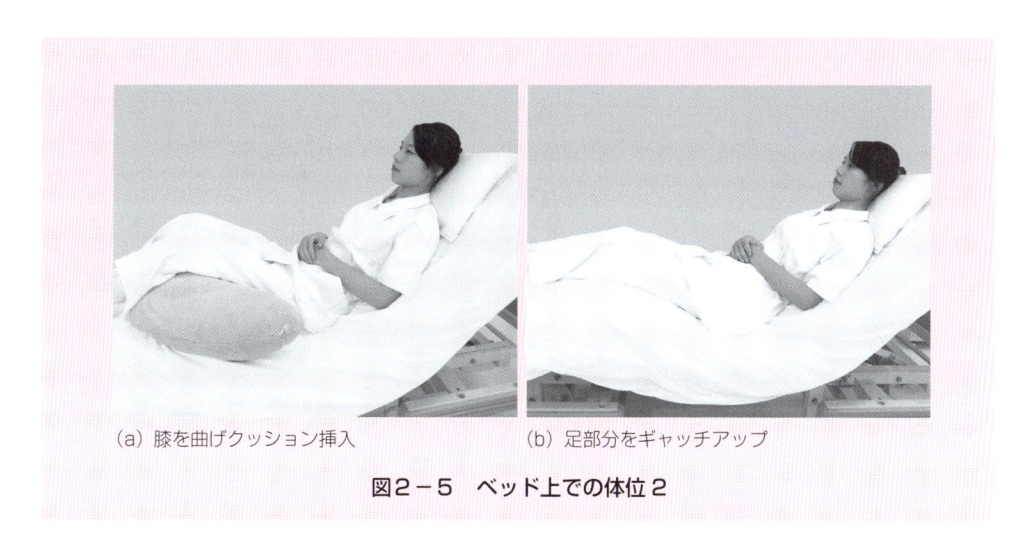

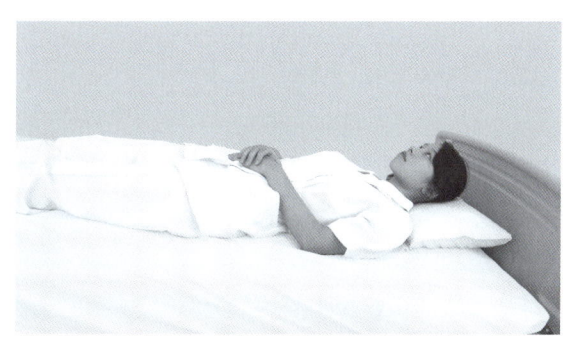

図2-6　仰臥位（ベッドギャッチアップ0度）

補助用具とポジショニング

　さまざまな専門分野の支援者が，当事者を多角的にサポートすることに努めます．たとえ，移動介助を担う専門職でなくても介助方法を知っておくことで，活動の連携がスムーズになります．

1　車椅子の名称と取り扱い方

　車椅子を使用する要介護者は多く，介助者は車椅子の取り扱い方について知っておく必要があります．車椅子には，当事者自身が操作可能な自走式と介助者が操作する介助式があります．また，いろいろな種類の車椅子がありますので，使用方法を確認してから扱うようにします．まずは，車椅子の各部分の名称とその役割について示します．

◆1◆ 車椅子各部分の名称と役割

介助式車椅子の手押しハンドル

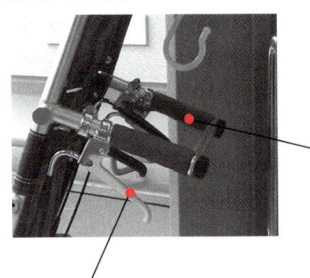

グリップ（握り）：介助者が車椅子を操作するときに使用する．

介助用ブレーキ：介助者が操作するブレーキ．使用方法は自転車のブレーキと同じ．

バックサポート（背もたれ）：姿勢を保持する役割がある．リクライニング機能がついたもの，身体に合わせるよう「張り」の調整ができるものなどがある．

アームサポート（肘かけ）：肘から先の腕を乗せるためのもの．姿勢を保ったり立ち座りのときの支持に使う．形状は，デザイン性や用途によってさまざまで，固定式のほかに，着脱式やはね上げ式などの可動式がある．

シート：座る面のこと．

フットサポート：足を乗せるところ．片方ずつはね上げられたり，両方つなげられたりするものがある．

グリップ（握り）

駆動輪（後輪）：操作したときの駆動力を伝える車輪の全体を指す．タイヤはチューブの入ったもの，パンクしないようにチューブでない素材が入ったもの，使用方法や目的によってなめらかな表面になっているものなどがある．大きさは一般的に自走式22～24インチ，介助式12～20インチ．

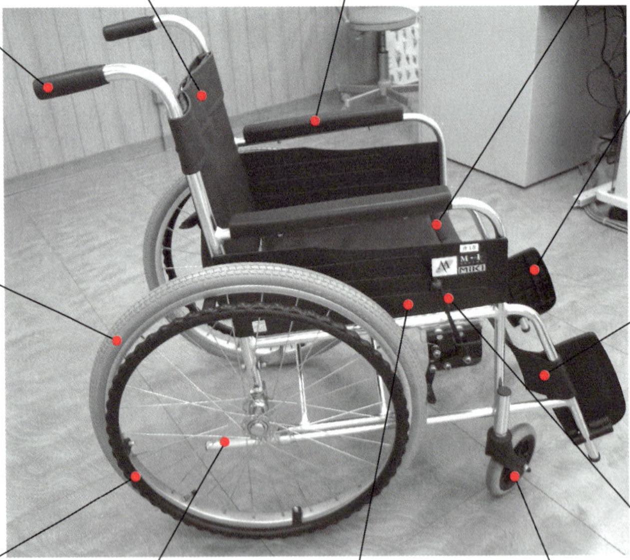

レッグサポート：足を後ろに落とさないためのもの．座シートと同様の布地などでつくられており，両側の支柱に張ったもの，プレートのものなどがある．

ブレーキ：車輪を押さえるように固定して使う．自走式，介助式ともに，後輪を固定してブレーキをかける．

ハンドリム：自走式の後輪についている輪のことで，駆動輪の一部．後輪よりも直径が小さく，手で車椅子をこぐときに握って動かす．

ティッピングレバー：介助者が段差などで前輪を持ち上げるときに，足を乗せて操作する．

サイドガード：洋服などが横から垂れ下がらないようにするためのカバー．

キャスター（前輪）：自在輪ともいい，直径は後輪に比べ小さく，3～7インチ程度の大きさ．方向転換をするときに重要な役割を果たす．360度回転する．

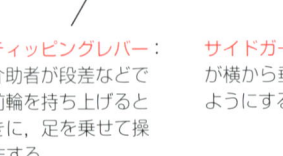

図2－7　車椅子の各部の名称

◆2◆ 車椅子の種類

スタンダード（普通型）：一般的な車椅子．

スウィングアウト型：アームサポートを取り外したり，レッグサポートを外すことができ，横から乗り移るときに便利．

電動式車椅子：モーターの力によって動くので，介助者の負担軽減にもつながる（図2-8参照）．

介助式：後輪が小さくなっている．乗っている人が操作することはできない（図2-9参照）．

リクライニング式：背もたれが頭の部分まであり，座る角度を調整することができる．バックサポート（背もたれ）を倒すことができる（図2-10参照）．

その他：個人の状態に合わせてつくられた車椅子もある．図2-11は，座位装置付き車椅子．

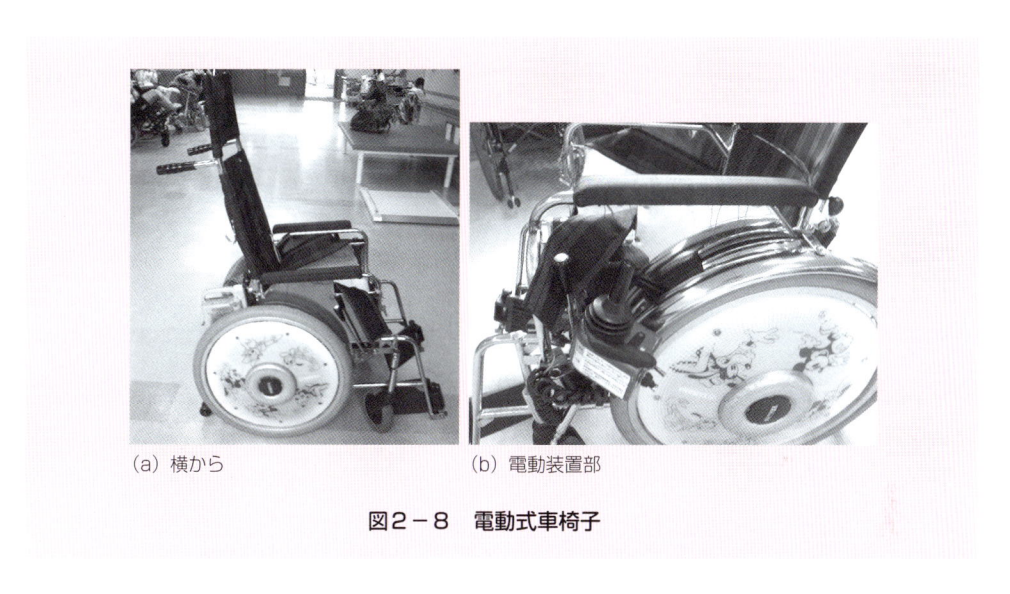

(a) 横から　　(b) 電動装置部

図2-8　電動式車椅子

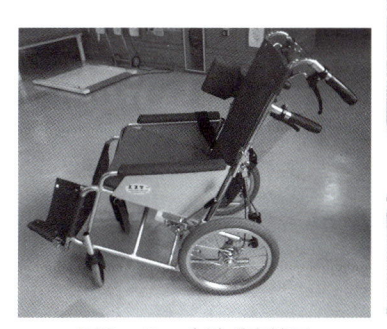

図2-9　介助式車椅子 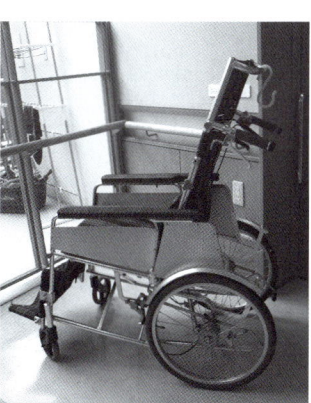　　図2-10　リクライニング式 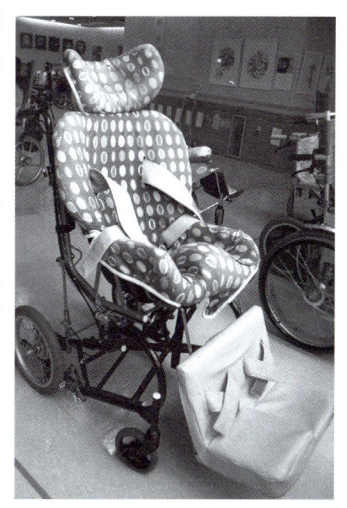　　図2-11　座位装置付き車椅子

◆3◆ 車椅子の取り扱い方

〈車椅子の広げ方とたたみ方〉

　車椅子は使用しないときはたたみ，使用するときは広げます．

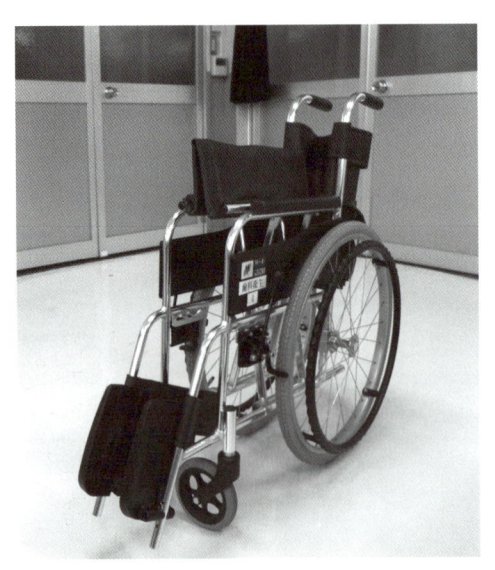

図2-12　車椅子をたたんだ状態

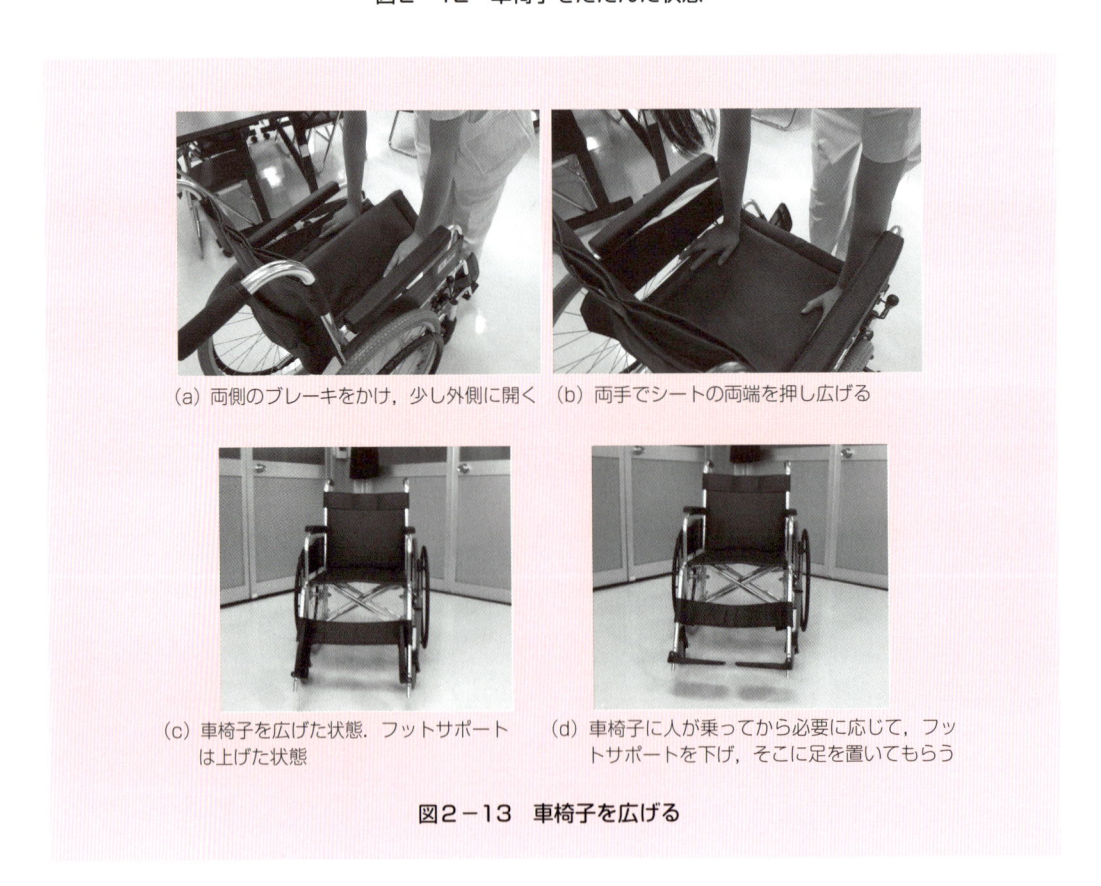

(a) 両側のブレーキをかけ，少し外側に開く　(b) 両手でシートの両端を押し広げる

(c) 車椅子を広げた状態．フットサポートは上げた状態

(d) 車椅子に人が乗ってから必要に応じて，フットサポートを下げ，そこに足を置いてもらう

図2-13　車椅子を広げる

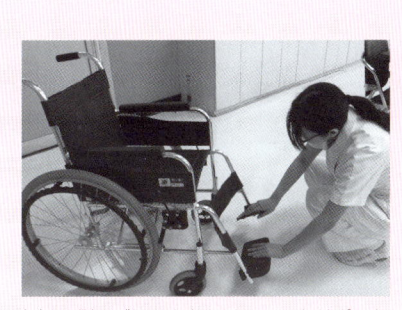

第2章 環境整備とポジショニング方法

(a) 両側のブレーキをかけ，フットサポートを上げる

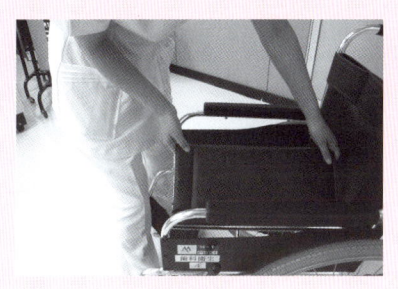

(b) シートの中央部を持つ

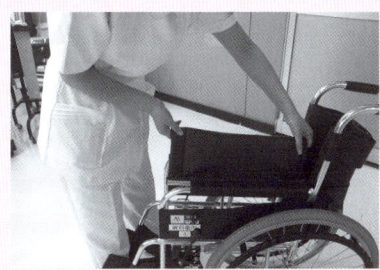

(c) そのまま，持ち上げる

図2-14 車椅子をたたむ

◆4◆車椅子を取り扱うときの注意点
①使用前にタイヤの空気圧を確認し，必要に応じて空気を入れる（図2-15参照）．
②使用前にネジの緩み，故障箇所がないかどうか，点検する．
③使用前に車椅子の広げ方やたたみ方，ブレーキのかけ方などを確認する．
④移乗する前に，ブレーキをかけておく．

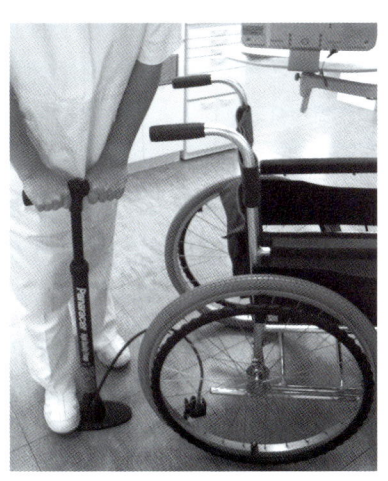

図2-15 タイヤに空気を入れる

⑤車椅子に乗ったり降りたりする際には，フットサポートを上げておく．
⑥立位確保が可能な場合には，自力で移乗してもらう．
⑦介助によって移乗する場合には，麻痺側の手足をひねったりぶつけたりしないように気をつける．
⑧移乗後は，フットサポートに足を乗せる．
⑨移乗後，安全に乗車したかどうかを確認し，体幹が麻痺側に倒れるようならタオルやクッションなどで整える．
⑩フットサポートに乗せた足が床に巻き込まれないように気をつける．
⑪アームサポートに手を乗せ，狭い通路などを通るときは，肘をアームサポートより内側に入れる．
⑫動かす際は必ず声かけをし，動かしている最中や止まる際にも声かけをする．また，手足が車椅子の車輪などに絡まっていないかなど，常に気をつける（図2−16参照）．

走行中も声かけしながら時々点検する

クッションを入れ，体が倒れないようにする

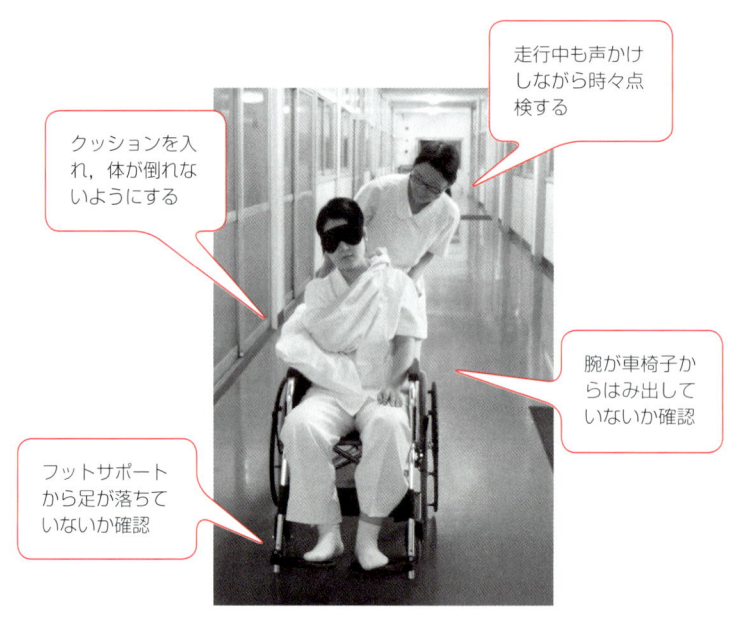

腕が車椅子からはみ出していないか確認

フットサポートから足が落ちていないか確認

図2−16　走行中に確認すること

2 「起き上がる」動作と応用 （図2−17〜図2−20参照）

　ベッドには背中を起こすことができる装置（ギャッチアップ）が付いているものと付いていないものがあります．また，起こす装置が付いているもののなかにも手動式と電動式があり，電動式だと自分でも操作ができるので，非常に便利です．しかしながら，起こす装置が付いていないベッドや布団で寝ている当事者を起こす必要があった場合，その介助法を知っておくと大変役立ちます．

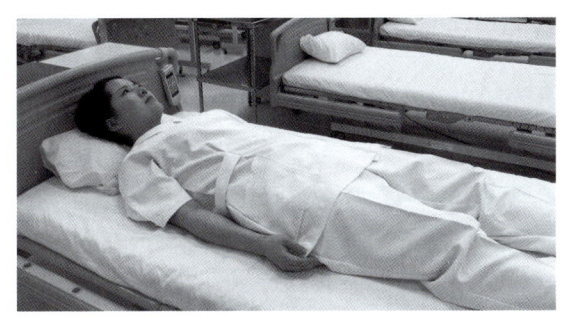

第2章 環境整備とポジショニング方法

図2-17 あおむけに寝ている仰臥位の状態

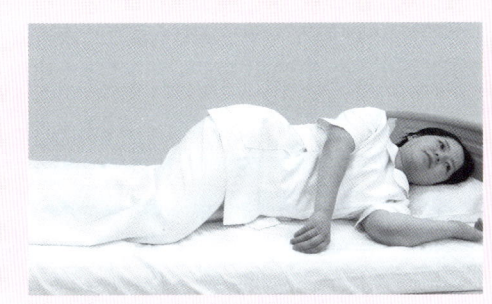

(a) まず、体を横に向けた状態になる

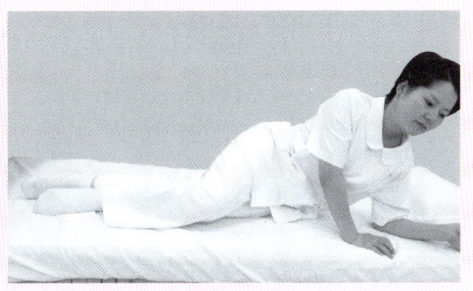

(b) 下の肘をつき、手と肘で体幹を押し上げる

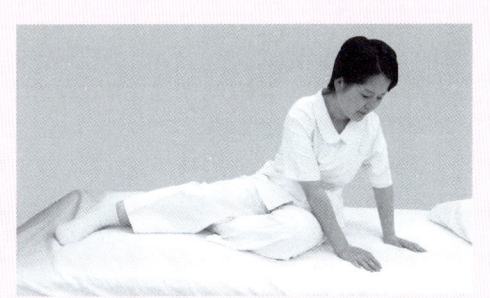

(c) 上体が起きてくると、肘に代わって手で体幹を支え、座る姿勢にもっていく

図2-18 起き上がる動作

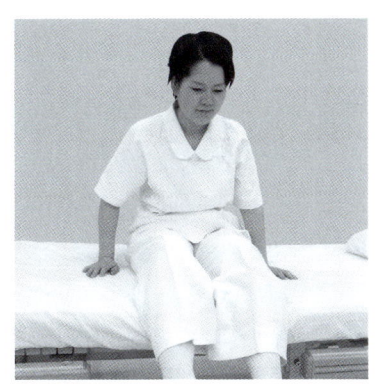

図2-19 座った状態

39

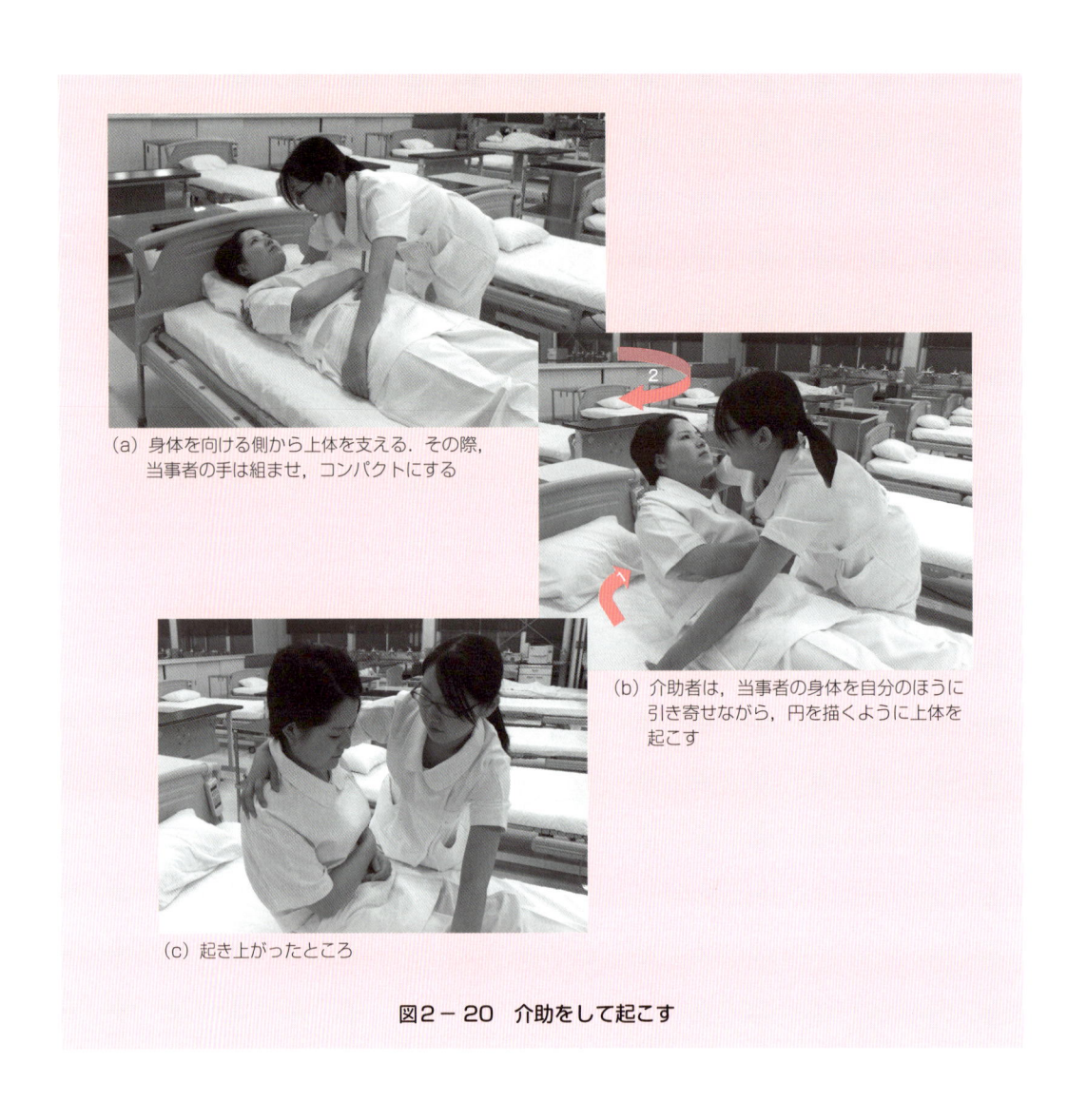

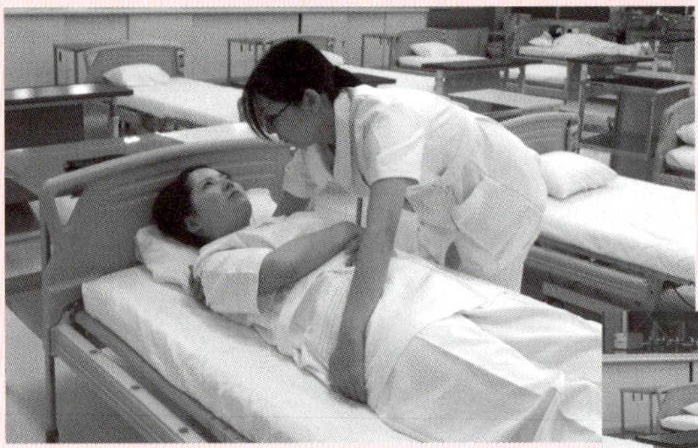

(a) 身体を向ける側から上体を支える．その際，当事者の手は組ませ，コンパクトにする

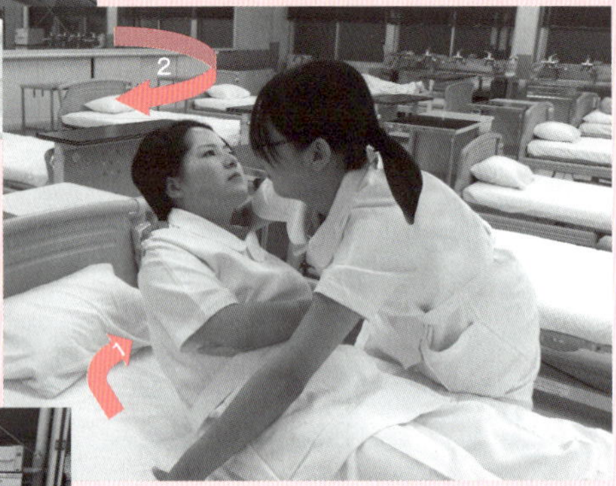

(b) 介助者は，当事者の身体を自分のほうに引き寄せながら，円を描くように上体を起こす

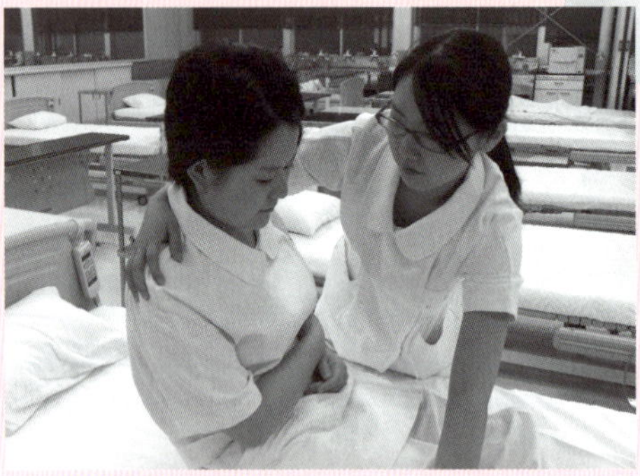

(c) 起き上がったところ

図2-20 介助をして起こす

　当事者が起き上がろうとしたとき，身体を横に向けてから座位へと移動しました．また，介助する際には，当事者が横を向くところは円を描くようにしながら，上体を起こし，当事者の起き上がる状態に沿って行うとよいでしょう．つまり，当事者と介助者の両方が安全で快適であることが大切です．ベッドや歯科診療台にリクライニング機能が付いている場合でも，とっさに当事者が起き上がろうとしたときなどに応用ができます．

第2章 環境整備とポジショニング方法

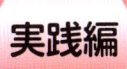

実践編　移乗テクニックを覚えよう

　車椅子からベッド，ベッドから車椅子に移乗する介助方法はご存じの方も多いでしょう．しかしながら，車椅子から歯科診療台へ，歯科診療台から車椅子に移乗する介助方法は，歯科への来院以外は使用しないため，知らない人も多いと思います．子どもの場合，車椅子を使用していても，付き添い人が子どもを抱きかかえ歯科診療台に乗せる，あるいは付き添い人が子どもを抱えたまま一緒に歯科診療台に座るということもあります．

　ここで紹介する介助方法は，濵元方法として実施している一例ですが，当事者の能力によって介助量を調整します．もちろん，ほかにも方法があると思いますが，濵元方法は比較的簡単に行うことができます．また，当事者の状態に合わせて，介助者2人で行ったり，リハビリや介護の専門家にお願いすることも重要です．

やってみよう ① 　車椅子から歯科診療台に移乗する

図2-21　車椅子から歯科診療台に移乗する（右上腕麻痺を想定）

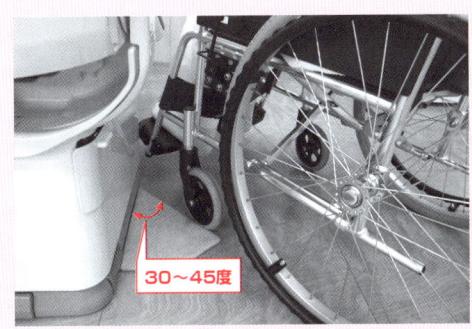

(a) 歯科診療台に対して車椅子を30〜45度に止める

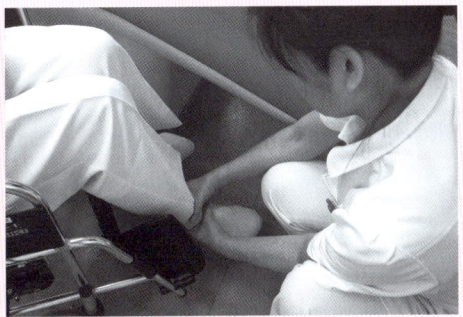

(b) 当事者の足をフットサポートから下ろす

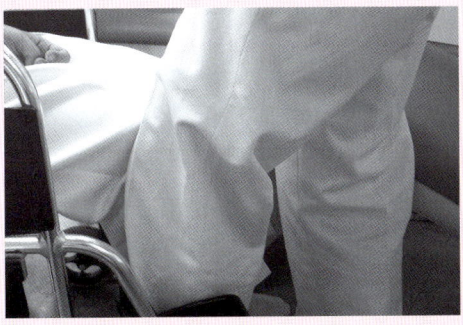

(c) 介助者の左足は当事者の右足につけ，介助者の右足は移動する歯科診療台方向に向ける

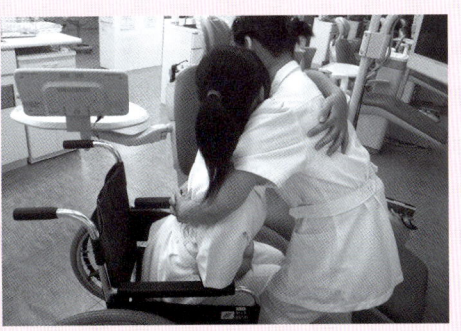

(d) 当事者の左手は介助者のほうへ，介助者は当事者を自分のほうに寄せる

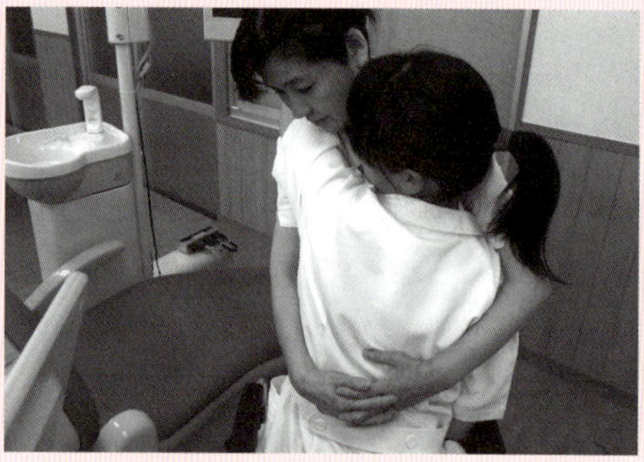

(e) 介助者は，両手で当事者を抱える

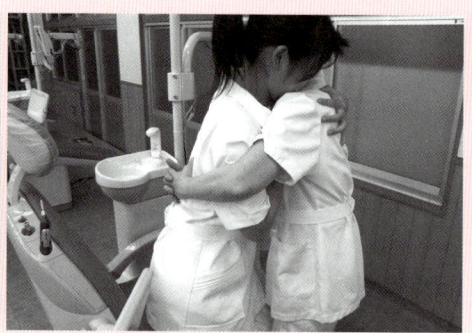

(f) 介助者は，当事者を抱えた状態で歯科診療台方向に体を向ける

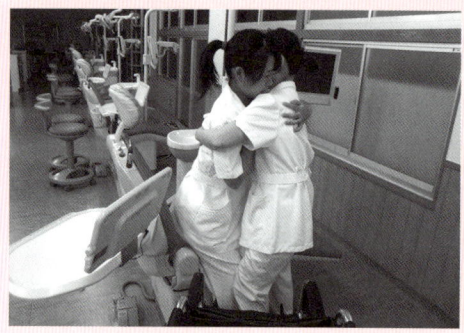

(g) 当事者を歯科診療台に座れるように誘導する

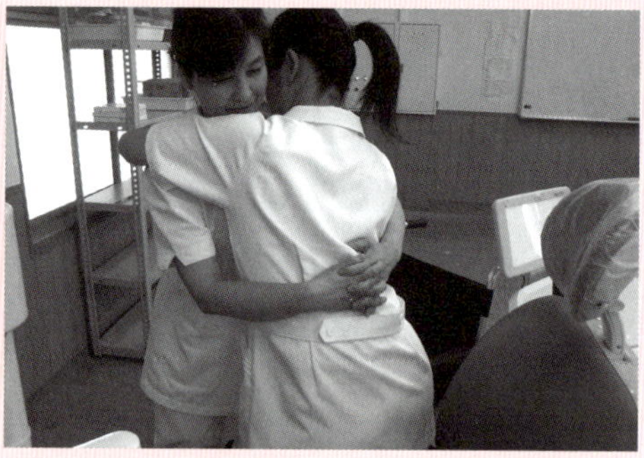

(h) 歯科診療台の座面のできるだけ中央に座らせる

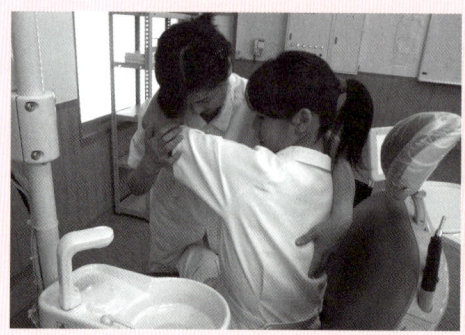

(i) 歯科診療台に座った後，左手を戻す準備をする

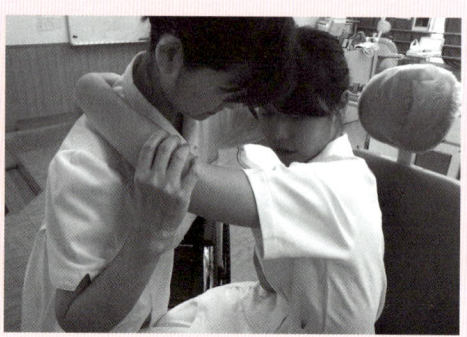

(j) 左手を戻す

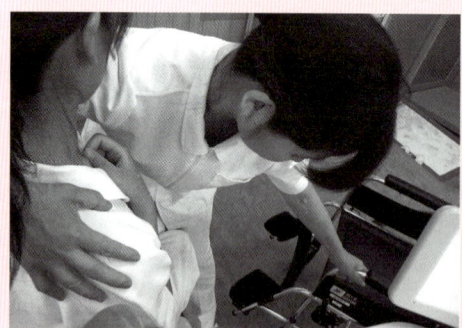

(k) 介助者は右手で当事者を抱えたまま，左手で，車椅子が介助者の足にあたらないように移動させる

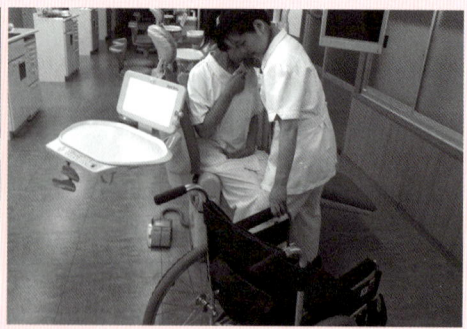

(l) 左手で，車椅子を移動させている様子

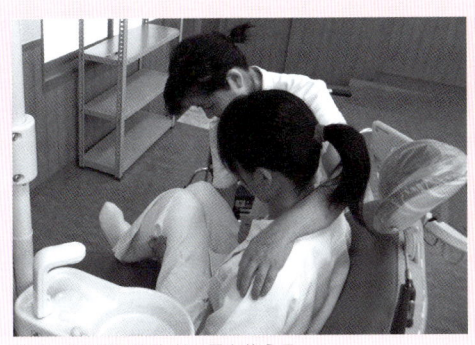

第2章 環境整備とポジショニング方法

(m) 介助者は当事者の足を抱える

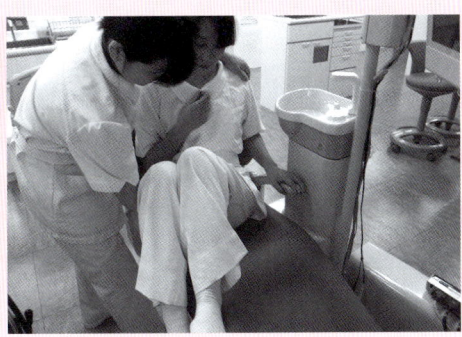

(n) 介助者は当事者の足を抱えたまま歯科診療台に持っていく

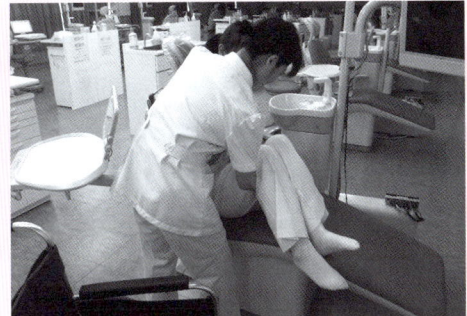

(o) 足を支えて乗せる

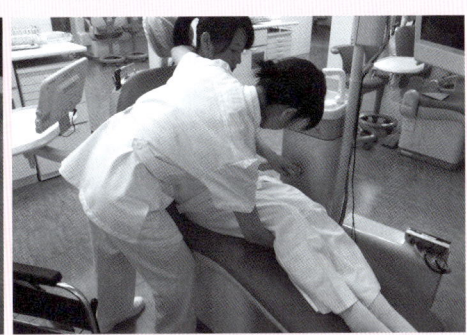

(p) 足を静かにおろす

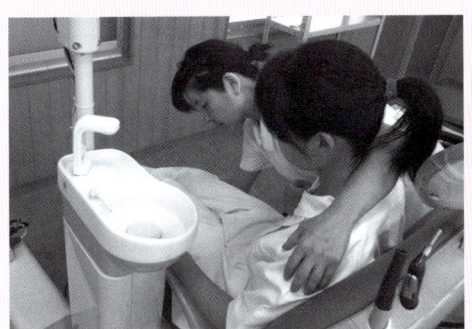

(q) 足を整える

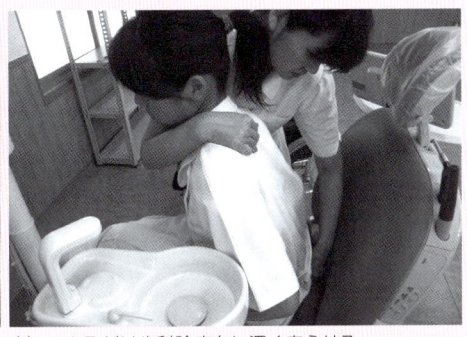

(r) できるだけ歯科診療台に深く座らせる

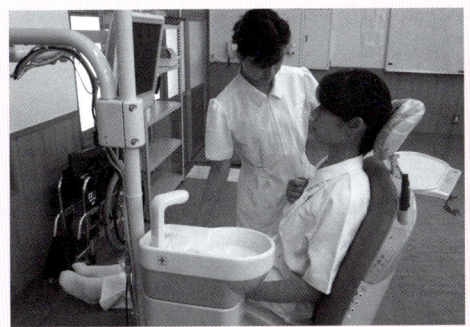

(s) 座位状態を確認する．車椅子はたたんでじゃまにならないところに置く

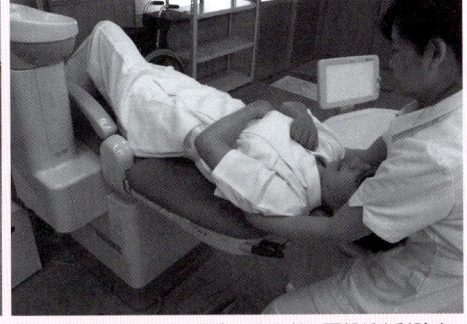

(t) 歯科診療台を倒す場合，当事者の頭部が歯科診療台のヘッド部にくるように平行移動させる．その際，当事者に可能であれば健側（左足）で台を蹴ってもらい，そのタイミングと合わせる

43

> **やってみよう 2** 　　歯科診療台から車椅子に移乗する

歯科診療台から車椅子に移乗する場合，当事者の状態によって2種類の方法を使い分けます．

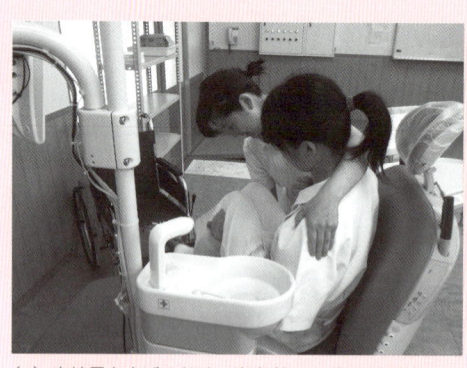

(a) 車椅子を広げておく．当事者のひざの下を抱え，歯科診療台から降ろす

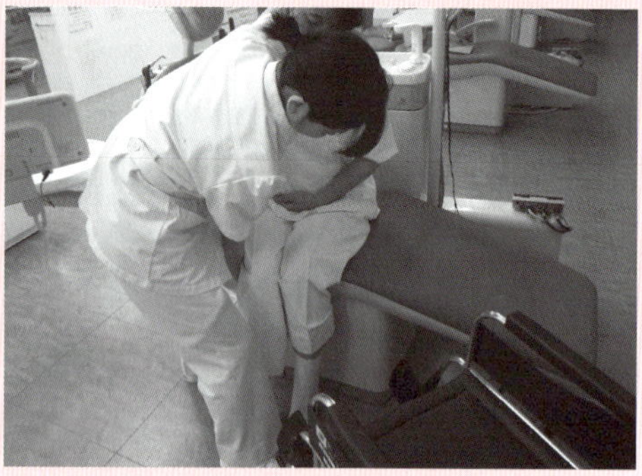

(b) 当事者を端坐位にする

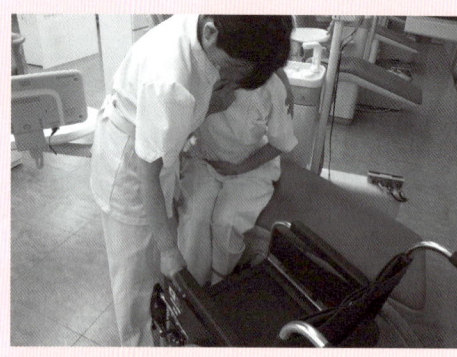

(c) 左手で当事者を抱えたまま，右手で車椅子を近くまで持ってくる

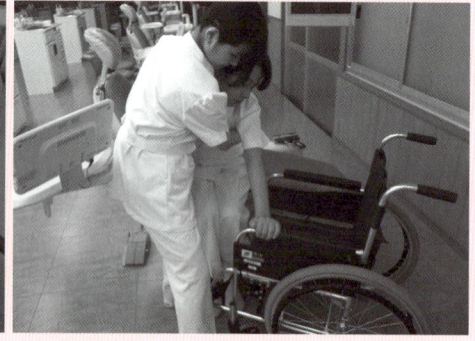

(d) 健側（左手）を車椅子まで伸ばしてもらう

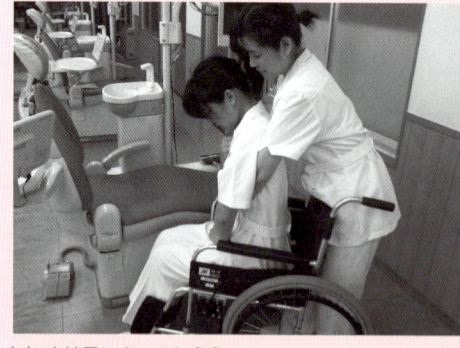

(e) 車椅子に座ってもらう

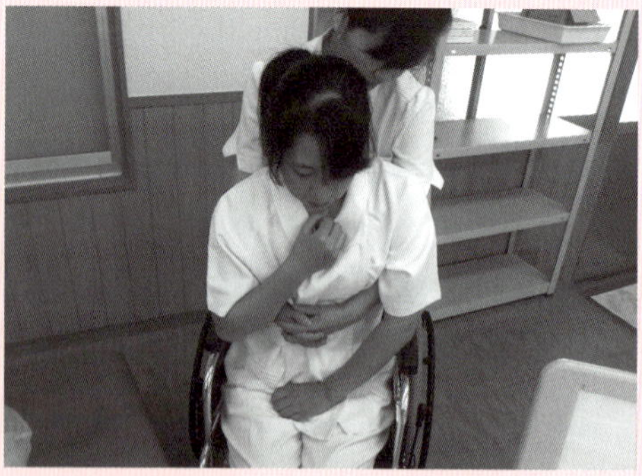

(f) 車椅子に深く座ってもらうための介助

図2-22　歯科診療台から車椅子に移乗する方法1

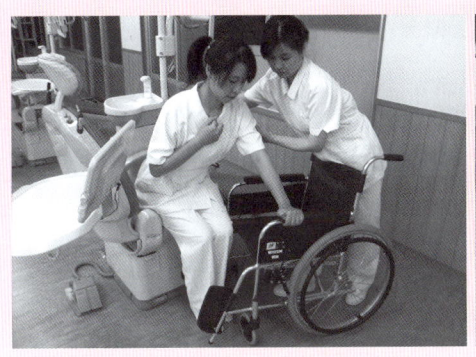

第2章 環境整備とポジショニング方法

(a) 介助者は後ろから介助する．当事者に車椅子のアームサポートを持たせ，体重を移動させる

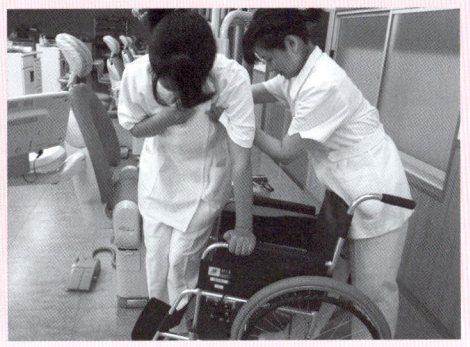

(b) 介助者は当事者を背後から支える

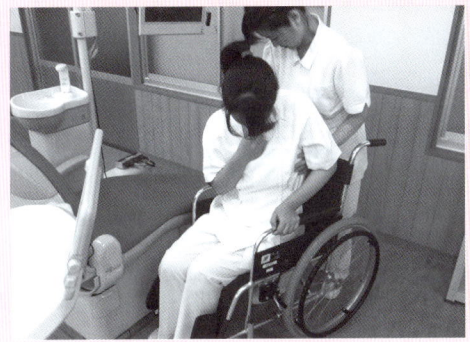

(c) 車椅子に座らせる

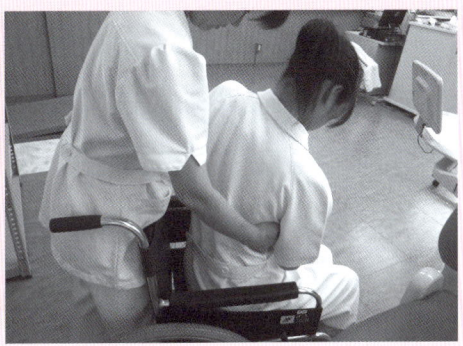

(d) 座位を整える

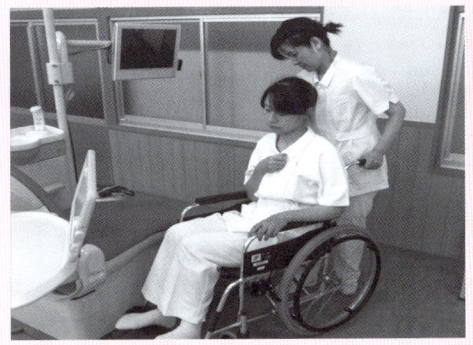

(e) 車椅子に移乗した様子

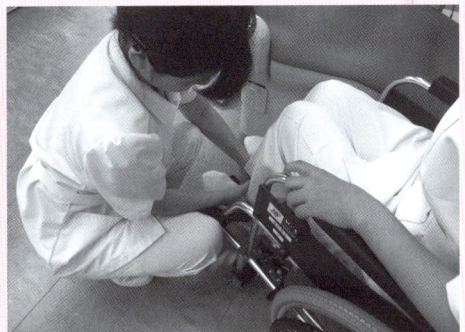

(f) 当事者の足をフットサポートに乗せる

図2-23 歯科診療台から車椅子に移乗する方法2

やってみよう ❸　　坂道，段差の走行介助

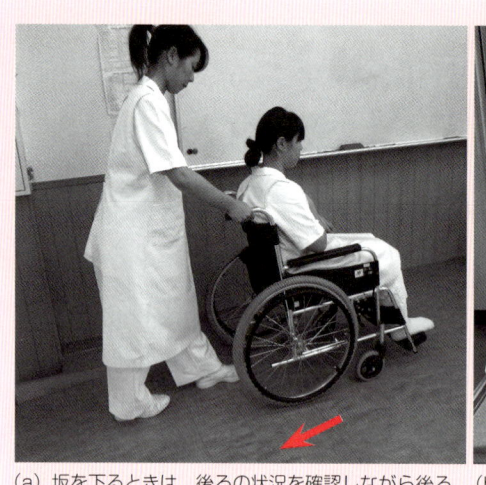

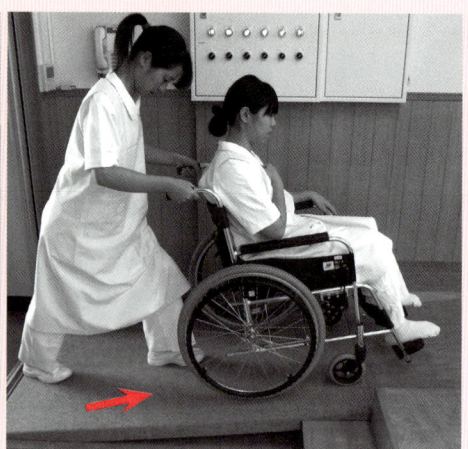

(a) 坂を下るときは，後ろの状況を確認しながら後ろ向きに介助者から下りる

(b) 坂を上がるときは，車椅子が下がってこないように身体を前に倒しながら進む

図2－24　坂道での走行介助

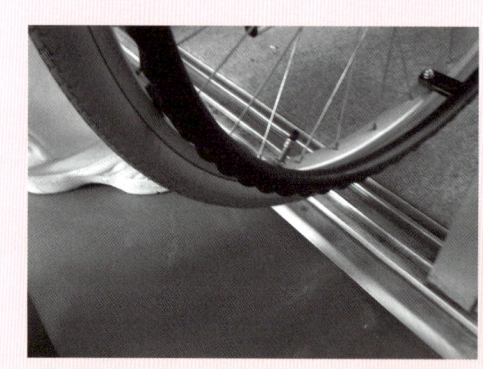

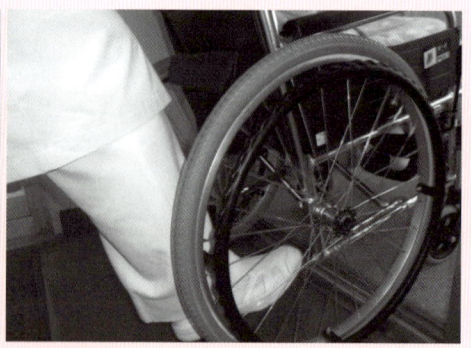

(a) 坂を下るときに段差がある場合は，車椅子の後輪を浮かして段差を越える

(b) 坂を上がるとき段差がある場合は，ティッピングレバーを踏み込んで段差を越える

図2－25　段差があるところの走行介助

　当事者の要介護状態，家族環境，社会背景などを確認し，それに応じた対応が必要です．そのため，この章では，要介護者をサポートするために必要なさまざまなポジショニング方法を紹介しました．組み合わせて応用すると役立つでしょう．

第3章

高齢者の身体的・精神的状態

第3章の要点

　高齢者は加齢に伴って各臓器機能の低下や慢性疾患が多発し，また，認知症やうつ状態が進行することによって，自立した生活を送ることが次第に難しくなっていきます．その進行状況には，高齢者の経済状態や介助状態，家族のサポートなどさまざまな環境要因が関与しています．高齢者は介護が必要な状態にあっても，病状が安定していれば介護サービスを受けながら在宅で生活をすることが可能ですし，あるいは施設に入所して生活することも可能です．その場合，高齢者の身体的な状態に加え，心理面や社会的背景を考慮した生きがいがもてるサポートが重要となります．そして，それは高齢者の自立や意欲向上に反映します．高齢者一人ひとりに応じた必要なサービスを提供するために，高齢者特有の症状や疾病を学び留意点を知っておく必要があります．

　第3章では，高齢者支援に関わる際，遭遇しやすいさまざまな状態や，観察のポイントを紹介します．また，実践編では，バイタルチェックを実施してみましょう．

高齢者に起こりやすい症状，よくみられる病気

　医療機関で処置を受ける場合，処置内容にもよりますが，緊張したり不安を抱いた経験はありませんか．さらにそれが歯科処置であると，音やにおいなどによってその恐怖心が強くなることは十分に考えられます．高齢者，特に要介護高齢者の場合，複数の病気をもっていることもあり，ちょっとした環境の変化で体調に影響が生じやすくなります．歯科診療所や訪問歯科など歯科関連の処置の前には，必ず健康状態を確認するなど注意を払う必要があります．医師や歯科医師とは違い，歯科衛生士などのコメディカルが病気の診断や治療をすることはありませんが，全身変化の兆候を見逃さないために知っておくことが必要です．

1　高齢者の健康状態の特徴

　高齢者に多い疾患は，生活習慣病や加齢に伴う疾患です．加齢に伴いさまざまな機能の低下や障害が生じやすくなります．生活習慣病には，悪性腫瘍，高血圧，虚血性心疾患，脳血管障害，糖尿病，脂質異常症（高脂血症），肥満，消化性潰瘍，気管支喘息，アトピー性皮膚炎，アレルギー性鼻炎などがあるとされています．また，加齢により促進されるようなアルツハイマー病などがあり，高齢者はその両方を抱えていることが多いのも特徴です．また，生活環境や人間関係などの変化は，精神的な状態にも影響を及ぼしやすくなります．

◆1◆ 高齢者に起こりやすい症状

(1) 脱水

脱水は，体の中の水分が不足している状態をいいます．高齢者は，体内の水分貯蔵量が少ないことから脱水が起こりやすくなります．原因は，摂食不良や下痢などで，口渇や立ちくらみ，食欲不振，全身倦怠感などの症状がみられます．

(2) 低栄養

低栄養とは，栄養素の供給や摂取が不足している状態をいいます．高齢者の場合，消化機能が低下することから低栄養の状態になりやすいのです．原因は，咀嚼力の低下，唾液分泌量の低下，嚥下障害などで，浮腫，貧血，免疫能の低下による易感染などの症状がみられます．低栄養の状態は，血清アルブミン値（3.8g/dL以下）やBMI（18.5未満）を基準に判断されます．

(3) 感覚器障害

①視力

視力低下は食べる意欲の低下にもつながり，その原因は，白内障，緑内障，加齢黄斑変性などがあります．

②聴力

聴力低下の原因は，感音性難聴が多く，これは治療による改善が難しいようです．そのほかにも，耳垢塞栓，耳濡などがあります．聴力の低下は高音域から発生し，徐々に会話音域，低音域へと進んでいきます．両側性で左右差があまりないのが特徴です．

老人性難聴の場合，単に音が聞こえなくなっただけでなく，音は聞こえるが何を言っているかわからないという言葉の聞き取りの能力低下がみられます．必要に応じて，補聴器や集音器を使用します．

③味覚

味覚低下の原因には，薬剤の副作用や口腔内乾燥，口腔真菌症などがあります．塩分や糖分などの過剰摂取に注意が必要です．

(4) 廃用症候群

廃用症候群は，日常生活で長期間の臥床生活などによって，身体的，精神的機能が全体的に低下する状態です．筋萎縮，関節拘縮，褥瘡，認知症，起立性低血圧などの症状がみられます．口腔に関しては，口腔周囲筋の筋力低下，舌の萎縮などがみられます．

◆2◆ 高齢者にみられる病気

<循環器系>

(1) 高血圧症

高血圧とは，収縮期血圧（高いほう）が140mmHg以上，あるいは拡張期血圧（低いほう）が

90mmHg以上をいいます．高齢者の場合，収縮期高血圧が多く，また，血圧が変動しやすいのが特徴です．ほとんどの高血圧は，生活習慣病の改善や薬などでコントロールが可能ですが，進行すると心疾患，腎疾患，動脈硬化など合併症を引き起こしやすくなります．

(2) 虚血性心疾患

　冠動脈の動脈硬化によって血管内腔の狭窄や閉塞を生じ，心筋への血流低下や壊死を起こす，狭心症と心筋梗塞が挙げられます．

①狭心症

　心臓の心筋に栄養と酸素を供給している血管の流れが一時的に悪くなります．その結果，心筋が酸素不足になり胸が締め付けられるように苦しくなります．また，背部痛を伴うことがあります．発作は数分で回復します．ニトログリセリンの舌下投与が効果的です．

②心筋梗塞

　心臓の心筋に栄養と酸素を供給している血管が詰まり，酸素が供給されず心筋の一部が死んでしまいます．症状は，脈が乱れ意識障害が出現します．また，胸痛が生じますが30分以上も持続し，ニトログリセリンの舌下投与は無効です．放置すると，24時間以内に半数以上が死亡します．

(3) 不整脈

　心拍数が異常に増加したり減少したりと不規則になり，ときには心臓の収縮の順序に乱れが生じます．不整脈が長時間続くと心不全や血栓性疾患（心筋梗塞，脳梗塞）の原因になります．また，不整脈によって心臓からうまく血流が駆出できなくなると脳血流量が低下し，めまいや失神が起こることがあり（アダムス・ストークス症候群），そのような症例では手術によって人工ペースメーカーが植え込まれます．

＜神経内科系＞

(1) 脳血管疾患

　危険因子には，年齢，家族歴，高血圧，飲酒，喫煙，カリウム欠乏，悲しい出来事などがあります．脳血管障害には以下の3種類がありますが，障害される部位によって症状が異なります．

①脳梗塞

　脳の太い血管が詰まり脳の一部が死んでしまう状態です．脳全体の機能低下による意識障害，脳浮腫によって脳圧が亢進し頭痛や嘔吐が起こり，障害を受けた部位には感覚障害，運動麻痺，自律神経障害，高次脳機能低下が組み合わさって生じる神経脱落症状が起こります．数日かけて片麻痺や意識障害が生じますが，梗塞部位によって症状はさまざまです．

②脳出血

　高血圧が原因で，脳の中の血管が破れて出血を起こす状態です．脳梗塞に比べて意識障害や頭痛の頻度が高くなります．また，急に，片麻痺や意識障害が生じたりします．

③くも膜下出血

脳動脈瘤が原因で，脳表面に出血が広がり，突然の激しい頭痛が始まります．

(2) パーキンソン病

中枢性の進行変性疾患であり，50～60歳代に多く発症します．運動障害，精神障害に加え廃用症候群を生じやすくなります．筋固縮，振戦，無動がみられ，すくみ足，小刻み歩行，突進現象などの歩行障害がみられます．起立性低血圧や唾液分泌亢進，うつ状態がみられることもあります．会話の表情が乏しく仮面様顔貌がみられ，会話は小さな声で早口のため聞き取りにくいのも特徴です．

(3) 筋萎縮性側索硬化症（ALS）

全身の運動ニューロンが障害され，四肢，体幹，口腔，咽頭，顔面の筋肉が麻痺や萎縮する進行性の変性疾患です．起立，歩行，上肢機能，嚥下機能，発語機能など，次々に障害されますが，目の動きは比較的最後まで保たれることが多いです．精神機能，感覚機能，排泄のコントロールは保たれます．発症後4～5年で呼吸筋麻痺による呼吸不全で死亡することが多いですが，人工呼吸器の装着の場合は，延命が可能です．有効な治療法は，確立されていないのが現状です．

＜呼吸器系＞

肺炎

病原体が肺から入り生じる炎症であり，細菌性肺炎，真菌性肺炎，誤嚥性肺炎があります．症状は，肺炎によって異なりますが，倦怠感，発熱，咳，悪寒，食欲不振などが生じます．高齢者の場合，重篤な肺炎であっても発熱や咳の症状があまり出ないことがあります．

＜腎・内分泌・代謝系＞

糖尿病

遺伝的背景に生活習慣が重なり，インスリン作用不全が起こり，高血糖状態が持続します．高齢者で発症する場合は，インスリン非依存性で比較的軽度なことが多いです．無症状で推移することもありますが，体重減少，多尿，口渇，倦怠感などの症状がみられ，高齢者では，高浸透圧性非ケトン性昏睡などの急性合併症の発症頻度が高いのも特徴です．

治療は，食事療法や運動療法を中心とした生活習慣の改善，薬物療法，インスリン療法などがあります．

＜筋・骨格系＞

(1) 関節リウマチ

自己免疫異常に基づく膠原病の一種と考えられていますが，原因は不明です．多発性関節炎による身体障害を主症状とし，痛みに悩まされます．女性に圧倒的に多いのが特徴です．

関節滑膜に炎症をきたし，軟骨，骨，靱帯へと広がります．進行すると関節に変形が生じ機能障害に至ります．顎関節（がく）およびあごの変形のため，開口障害を起こします．治療は，薬物療法が中心となり，非ステロイド性抗炎症薬を主とし，副腎皮質ホルモン（ステロイド）が使われます．

(2) 骨粗しょう症

骨形成速度よりも骨吸収速度が高いことにより，骨に小さな穴が多発する症状をいいます．背中が曲がるなどの骨の変形，骨性の痛み，骨折の原因となり，日常生活程度の負荷によって骨折を引き起こしやすくなります．特に，大腿骨（だいたいこつ）や股関節の骨折は高齢者の寝たきりにつながりますので，注意が必要です．老人性骨粗しょう症では，有効な治療法が確立されていませんが，進行を防ぐ目的でカルシトニンや活性型ビタミンDなどが投与されます．

＜精神疾患＞
(1) 認知症

いったん獲得，成立した知的機能が欠落し，日常生活に支障をきたす状態を指します．高齢者による認知症には，脳血管障害によるものとアルツハイマー病に代表される変性疾患に分けられます．

①脳血管性認知症

大脳の細い血管が詰まることによって生じる認知症をいい，大脳の認知的な機能，運動機能が徐々に失われていきます．症状は，めまい，頭痛，手足のしびれから始まり，不眠症，物忘れ，うつ症状などが出現します．

②アルツハイマー型認知症

記憶障害をはじめとする認知機能障害により日常生活や社会生活に支障をきたしており，進行が緩やかで，局所神経症状を伴わない病態です．症状は，物忘れが目立つようになり，比較的昔のことは記憶しているのですが，新しいことが覚えられないため，すぐに物をなくしたりします．

(2) うつ病

高齢者では，健康，経済状態，人間関係，社会的役割が変化することで，気分障害を誘引しやすくなります．

抑うつ気分や不安・焦燥，精神活動の低下，食欲不振，不眠症などを特徴とします．特別な理由はなく，悲しく寂しくなる抑うつ気分，何をするにもおっくうになる精神運動制止，落ち着きがなく一人でいられなくなる不安・焦燥感の症状がみられます．精神科医による診療を必要とし，抗うつ薬を服用していることも多いです．接する人は，当事者の話に耳を傾け理解するという対応が大切です．

(3) アルコール依存症

不安や緊張をアルコールによって紛らわせているうちに，慢性的にアルコールに依存してしま

表3-1 認知症高齢者の日常生活自立度判定基準

ランク	判定基準	主な症状・行動	判定の際の留意事項	具体的なサービス例
ランクⅠ	なんらかの認知症を有するが，日常生活は家庭内および社会的にほぼ自立している	―	在宅生活が基本であり，一人暮らしも可能である．相談，指導等を実施することにより，症状の改善や進行の阻止を図る	家族等への指導を含む訪問指導や健康相談がある．また，本人の友人づくり，生きがいづくり等心身の活動の機会づくりにも留意する
ランクⅡ	日常生活に支障をきたすような症状・行動や意思疎通の困難さが多少みられても，誰かが注意していれば自立できる	―	在宅生活が基本であるが，一人暮らしは困難な場合もあるので，訪問指導を実施したり，日中の在宅サービスを利用することにより，在宅生活の支援と症状の改善および進行の阻止を図る	訪問指導による療養方法等の指導，訪問リハビリテーション，デイケア等を利用したリハビリテーション，毎日通所型をはじめとしたデイサービスや日常生活支援のためのホームヘルプサービス等がある
ランクⅡa	家庭外で上記Ⅱの状態がみられる	たびたび道に迷うとか，買物や事務，金銭管理など，それまでできたことにミスが目立つ等		
ランクⅡb	家庭内でも上記Ⅱの状態がみられる	服薬管理ができない，電話の対応や訪問者との対応など一人で留守番ができない等		
ランクⅢ	日常生活に支障をきたすような症状・行動や意思疎通の困難さがみられ，介護を必要とする		日常生活に支障をきたすような行動や意志疎通の困難さがランクⅡより重度となり，介護が必要となる状態である．「ときどき」とはどのくらいの頻度を指すかについては，症状・行動の種類等により異なるので一概には決められないが，一時も目が離せない状態ではない．在宅生活が基本であるが，一人暮らしは困難であるので，訪問指導や夜間の利用も含めた在宅サービスを利用し，これらのサービスを組み合わせることによる在宅での対応を図る	具体的なサービスの例としては，訪問指導，訪問看護，訪問リハビリテーション，ホームヘルプサービス，デイケア・デイサービス，症状・行動が出現する時間帯を考慮したナイトケア等を含むショートステイ等の在宅サービスがあり，これらのサービスを組み合わせて利用する
ランクⅢa	日中を中心として上記Ⅲの状態がみられる	着替え，食事，排便，排尿が上手にできない，時間がかかる．やたらに物を口に入れる，物を拾い集める，徘徊，失禁，大声・奇声をあげる，火の不始末，不潔行為，性的異常行為等		
ランクⅢb	夜間を中心として上記Ⅲの状態がみられる	ランクⅢaに同じ		
ランクⅣ	日常生活に支障をきたすような症状・行動や意思疎通の困難さが頻繁にみられ，常に介護を必要とする	ランクⅢに同じ	常に目を離すことができない状態である．症状・行動はランクⅢと同じであるが，頻度の違いにより区分される	家族の介護力等の在宅基盤の強弱により在宅サービスを利用しながら在宅生活を続けるか，または特別養護老人ホーム・老人保健施設等の施設サービスを利用するかを選択する．施設サービスを選択する場合には，施設の特徴を踏まえた選択を行う
M	著しい精神症状や問題行動（周辺症状）あるいは重篤な身体疾患がみられ，専門医療を必要とする	せん妄，妄想，興奮，自傷・他害等の精神症状や精神症状に起因する問題行動が継続する状態等	ランクⅠ～Ⅳと判定されていた高齢者が，精神病院や認知症専門棟を有する老人保健施設等での治療が必要となったり，重篤な身体疾患がみられ老人病院等での治療が必要な状態である．専門医療機関を受診するよう勧める必要がある	

出所：厚生労働省老人健康福祉局（1993年，2006年一部改正）

う状態です．肝障害や人格変化を引き起こす場合があります．

2 高齢者の精神的な変化

　高齢者を取り巻く環境や本人の気持ちや考え方によっても異なりますが，身体機能の低下に加え，経済状況や家族関係，社会との関わりなど，さまざまな環境の変化とともに精神的な変化がみられます．高齢者には，次のような精神状態がみられます．

(1) 健康的要因からの不安

　以前にできていたことが，できなくなることがあります．また，できても時間がかかったり思うようにできなかったりすることがあります．そのことで，落ち込んだり情けなくなったり，あるいは意欲が失せたりしがちです．また，病気やけがをすることで，不安になることもあります．

(2) 経済的要因からの不安

　これまで働いてきた職場を退職後，第二の人生を歩む場合もありますが，その他の場合，収入は年金に頼ることになります．年金といっても現職時の収入や勤続年数，あるいは加入保険によって年金収入の金額はさまざまですが，収入の多い少ないにかかわらず，老後，経済的不安を抱きやすくなります．

(3) 社会的要因からの不安

　定年後，関わりをもつ人間関係の減少によって，社会のなかでの自分の価値を見いだせなくなったり，寂しさが増したりしがちです．また，友人や同年代の知人が亡くなると，無気力感や孤立感が心を支配していきます．

(4) 生きる意味，価値の喪失

　定年を迎えたり子どもが独立したりすると，生活に張りがなくなります．また，伴侶が亡くなったりすると，生きていくことの価値や意味が不明確になりがちです．家族だけではなく近所付き合いや友人関係が良好であると，社会との交流が生まれますが，孤立した状況にあると，意欲や活動の低下につながります．そして，さまざまな要因が重なり合うと，閉じこもりがちとなり，ひいてはそれが寝たきりへと発展してしまうことがあります．

感染症と防止対策

　当事者（高齢者）が感染源の保有者であったり，感染を防御する機能の低下がみられるなどの

第3章 高齢者の身体的・精神的状態

状況下にあることを，支援者は理解しておく必要があります．当事者から支援者へ，支援者から当事者への感染経路はもちろんですが，支援者が感染経路の媒介者になり当事者から当事者へと感染に至る危険性もありますので，感染防止対策を知っておく必要があります．スタンダードプリコーション（標準予防策）の考えにのっとって，清潔域と不潔域を区別しましょう．

1 高齢者に多い感染症と対策

高齢者や要介護高齢者と接する際に，代表的な感染症について紹介します．

①肝炎（B型，C型）
病 原 体：ウイルス
感染経路：血液感染，体液感染
症　　状：発熱，黄疸，嘔吐，全身倦怠感など
特　　徴：なんらかの原因で肝臓に炎症が起こる
対　　策：血液を付着させないように注意する
　　　　　特に，口腔内の血液や唾液の扱いに気をつける
　　　　　針や鋭利な器具等で刺さないように注意する

②MRSA
病 原 体：細菌（メチシリン耐性黄色ブドウ球菌）
感染経路：接触，粘膜，空気中に飛散
症　　状：呼吸器感染，敗血症，尿路感染，創傷および褥瘡感染など
特　　徴：抵抗力の弱い乳幼児や高齢者がかかりやすい
　　　　　感染すると抗生剤が効かない
対　　策：空気中に飛散し，耳や鼻等の粘膜に付着するので，処置後に洗顔する
　　　　　靴下カバーやマスク等を着用する

③疥癬
病 原 体：ヒゼンダニ
感染経路：直接接触，間接接触
症　　状：激しいかゆみがあり，特に夜間に著しい
特　　徴：腹部，腋窩，大腿部の紅色小丘疹，外陰部の赤褐色の小結節，手や指の小水疱，疥癬トンネルなど
　　　　　潜伏期間はおおむね1カ月
　　　　　ノルウェー疥癬では角質が増殖し，牡蠣殻状の厚い鱗屑が付着する
対　　策：長袖や長ズボンを着用し，肌を露出しないようにする
　　　　　虫よけスプレーを使用する

　　　　　寝具の日光消毒や洗濯をまめにする

　そのほかに，梅毒やHIVといった感染症を有する当事者もいます．スタンダードプリコーションの考えに基づき，どの当事者にも感染症の可能性があることを前提とし，すべての血液と特定の体液の取り扱いに注意を払います．

❷ 感染予防に向けた注意点

（1）白衣の着用
　処置を行う際は白衣や予防着に着替えますが，時間や場所の関係で難しいときには，専用のエプロンを着用します．在宅などの場合，処置後の着衣は着替え，表面を包み込むようにたたんでビニール袋に入れ持ち帰ります．塩素系やグルタール製剤（家庭で使用する漂白剤等でも可）で消毒後，洗濯機で洗います．家庭で洗濯する場合は，他のものと分けて洗います．

（2）うがいと手洗いの励行
　うがいと手洗いは，処置を始める前と後に徹底して行います．手指は，流水下で石けんを使ってしっかり洗って流します．指と指の間，爪周辺などを入念に洗います．その後，速乾性手指消毒剤を使用します．

（3）マスク，ゴーグル，ゴム手袋の着用
　処置中，マスクやゴーグルを着用します．特に血液や体液が飛び散ると考えられる場合には，必ず着用します．マスクは，高齢者施設や病院によって玄関入り口で着用を求められることがありますので，その指示に従い，着けます．ゴーグルはいろいろなタイプがありますので，自分に合った使いやすいものを選ぶとよいでしょう．
　ゴム手袋は，手洗いを行ってから着用します．素手で血液や体液に触れないためにも，ゴム手袋を着用します．ゴム手袋を着用した状態で，いろいろなところを触らないように注意します．

（4）使用器具，用具の取り扱い
　清潔域と不潔域を区別し，適切に滅菌や消毒をします．また，使用物品は使い回しはせず，ディスポーザブル（使い捨て）のものを使用します．訪問歯科などで持ち運ぶ場合には，一人分ずつ滅菌パックにしておくと便利です．汚染物が出た場合は放置せず，速やかに処理をします．

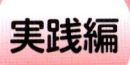

第3章 高齢者の身体的・精神的状態

実践編　バイタルサインを確認しよう

　高齢者の場合，心身の状態に変化が生じやすいため，バイタルサインを見逃してはいけません．脱水を起こしている場合，口腔乾燥や微熱がみられたり，肺炎の際には微熱に加え，痰が多い状態がみられます．また，いつもと反応が違う場合は意識障害を疑いましょう．また，発汗や皮膚の状態，口唇の乾燥や目の動きなども注意をしてみておきましょう．

　高齢者が歯科診療所に来院したとき，あるいは在宅や施設を訪問したときなど，バイタルチェックを行うことが大切です．バイタルチェックは，主として脈拍，呼吸，血圧，体温を指しますが，まずは顔色を確認しましょう．そして，脈や呼吸，血圧を確認し，最後に体温を測るほうが当事者の負担になりにくく受け入れてもらいやすいです．

　緊急の場合は，顔色，意識，脈拍を優先して確認します．全身状態は，日々変化しているため，おかしいと感じたらすぐにチェックをする習慣をつけましょう．

　また，心電図によって波形と心拍数を確認します．不整脈による波形等の異常が出現したときは，医師または歯科医師に報告します．

やってみよう 1　脈拍測定

　脈拍は，両側前腕の手関節部（手首）で体幹側の直近外側（親指のある側）に第2～4指の指尖をあてて測ります．1分間の脈拍数，リズム，緊張度をみます．基準範囲は60～80回，50回以下は徐脈，100回以上は頻脈となります．徐脈の場合，疲れやすい，頭がボーッとする，意識を失うなどの症状が出ることもあります．脈拍数が1分間に90回を超えたときや50回を切ったときは，医師や歯科医師に報告します．

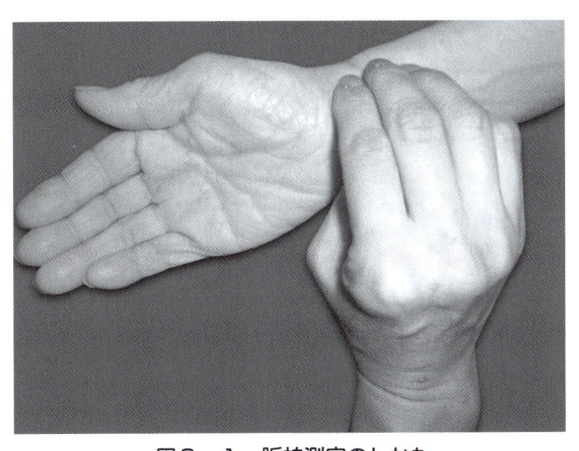

図3-1　脈拍測定のしかた

通常，15秒間測定した数値を4倍しますが，高齢者では不整脈などがみられることがあるため，時間的余裕があれば，1分間の測定がよいでしょう（図3－1参照）．

やってみよう ❷　呼吸測定

　脈拍測定の間に，呼吸の様子を観察します．基準範囲は，成人で1分間に14～20回です．呼吸数の測定は，脈拍を見ている手をそのままにして，当事者のみぞおちの上下運動を1分間測ります．また直接，手を胸や腹部に軽くあてて測ることもあります．また，呼吸が弱くて測定が難しい場合は，羽毛や紙片を鼻孔に近づけ，その動きを見る，鏡を鼻孔に近づけて，そのくもり方を見るなどの方法で測定します．呼吸数は年齢や体格によって異なり，気温，運動，体位，発熱によっても変わります．

　呼吸数だけではなく，深さやリズムも確認し，チアノーゼがないかどうかも確認します．顔や口唇が紫色，眼瞼や爪が白色の場合は，要注意です．

やってみよう ❸　血圧測定

①測定前の5分間は安静にし，リラックスした状態で測定します．
②当事者は，手のひらや指は開き気味にし，前腕はまっすぐに伸ばします．
③測定部位の上腕は心臓の高さに置きます．
④マンシェットのゴムの中央部が上腕動脈の真上に位置するように巻きます．その際，上腕とマンシェットの間に指が1～2本入るくらいに巻きつけ，聴診器を上腕動脈にあてます．
⑤記録は，収縮期血圧／拡張期血圧とします．血圧値の分類は表3－2を参照にしてください．

表3－2　成人における血圧値の分類

（単位：mmHg）

分類	収縮期血圧		拡張期血圧
至適血圧	＜120	かつ	＜80
正常血圧	＜130	かつ	＜85
正常高値血圧	130～139	または	85～89
Ⅰ度高血圧	140～159	または	90～99
Ⅱ度高血圧	160～179	または	100～109
Ⅲ度高血圧	≧180	または	≧110
（孤立性）収縮期高血圧	≧140	かつ	＜90

出所：日本高血圧学会「高血圧治療ガイドライン」（2009年）

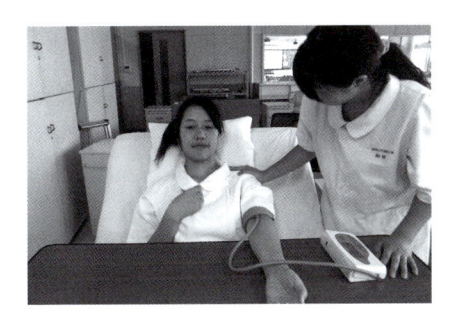

図3-2　上腕用自動血圧計で測定しているところ

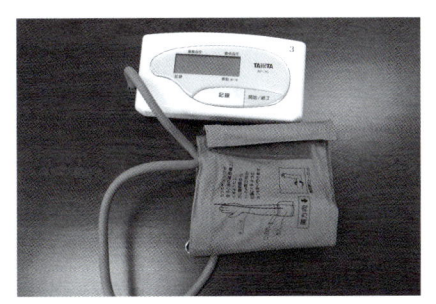

図3-3　上腕用自動血圧計

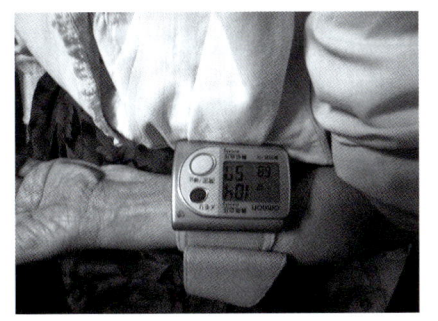

図3-4　手首用自動血圧計で測定しているところ

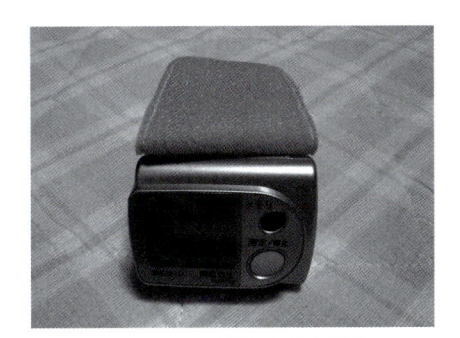

図3-5　手首用自動血圧計

　自動血圧計は，血圧と脈拍が同時に測定でき，在宅や施設での測定に便利です．図3-2，図3-4は，自動血圧計を用いて測定している様子です．

やってみよう ④　体温測定

　体温は腋窩温を測定することが多く，一般的には36～37℃ですが，高齢者の場合，皮膚の伝導度が低く，低い値を示すことがありますので，平熱を確認しておくことが大切です．また，明け方が最も低く，夕方が最も高い日内変動を示しますが，その差異は1℃以内です．

　測定には，水銀体温計と電子体温計がありますが，電子体温計のほうが短時間で安全に測定ができるので便利です．片麻痺がある場合は，健側で測定します．側臥位の場合は，上腕を支え介助しながら上側で測ります．

やってみよう ⑤　経皮的動脈血酸素飽和度の測定

　パルスオキシメータ（図3-6参照）を使って，経皮的動脈血酸素飽和度（SpO_2）を計測します．指先の毛細血管を流れる動脈血の酸化ヘモグロビンと，還元ヘモグロビンの吸光スペクトルの差を

利用して測定します．心疾患や呼吸器系疾患を有する場合に有効であり，在宅酸素療法を必要とする人も測定します．そのほか，無呼吸症候群（睡眠時無呼吸症候群）の検査にも利用されています．

酸素飽和度が95％以下の場合は歯科医師に報告し，90％以下の場合は，医師にも報告します．

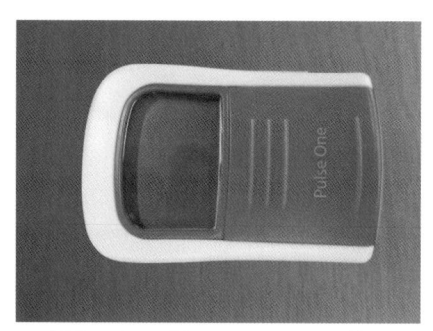

図3－6　パルスオキシメータ装置

＜測定時の注意事項＞
①マニキュアや指の汚れなど，光の透過を妨げるものは取り除きます．
②血圧を測る際には，血圧計のカフ装着によって，拍動が弱くなるため，反対側の指を使って測定します．
③輸血中の場合も，その反対側の指で測定します．
④強い光があたるところでは，布で覆って測定します．

第4章

歯磨きをするために必要な動作

第4章の要点

人は生後8カ月ごろから乳歯が生え始め，両親をはじめとした周りの大人たちは，むし歯にかからないようにと一生懸命に子どもの歯磨きをします．子どもが自分で歯ブラシを持って歯磨きをするようになっても，隅々の歯まで磨くことは難しいため，大人が仕上げ磨きを行い，子どもの歯磨き行動を支えます．文部科学省による「小学校 歯の保健指導の手引（改訂版）1992年」では，小学校6学年の歯磨きの到達目標に，自分のすべての歯をきれいに磨くことができることを挙げています．つまり，永久歯が生えそろう12歳ごろになると，口腔内清掃についてセルフケアが可能になってくるということなのでしょう．また，これとは逆に，これまで自分で歯磨きができていたにもかかわらず，加齢や疾病などから今までどおりのセルフケアが難しくなってしまうことがあります．

では，「歯を磨く」という行為を遂行するためには，どのような能力が求められるのでしょうか．第4章では，機能的自立度評価（FIM）を紹介し，「歯を磨く」という動作を身体動作から考えていきます．また，実践編では，全介助の口腔ケアについて症例を提示します．

口腔衛生状態が保てない要因

成人になってから，歯科医師や歯科衛生士といった歯科関係者以外の他者から，口腔内を見られることがあるでしょうか．家族であっても，他者の口腔内を見たり見られたりするような機会はあまりないように思います．例えば，祖父が脳梗塞で倒れたとしましょう．入院することになり，家族は病院スタッフからいろいろと問診を受けます．そのなかで，家族は，祖父が義歯をもっていたかどうか，あるいは義歯を装着していたかどうか，また上下どこの部分の義歯だったのかなどと聞かれても，正確にはわからないことのほうが一般的ではないでしょうか．特に，奥のほうに小さな部分床義歯が装着されていたような場合は，なおのこと，わかりにくいものです．総義歯のように大きな義歯の場合は，比較的気づきやすいのですが，上下総義歯を装着していたにもかかわらず，誰もが気づかなかったというケースもあります．

1 「歯磨きしている」とみなされる背景

脳梗塞後遺症のため，リハビリテーション目的で入院中の要介護高齢者Sさんのケースを紹介しましょう．移動手段は車椅子，移乗や自走は可能です．院内にリハビリテーション科や歯科がありましたので，Sさんは，リハビリ室で訓練を受けた後，「歯が痛い」と来院されました．食事や排泄に関しては自立されており，口腔ケアに関しても自分で車椅子を用いて洗面所に行き歯磨きをされていたため，自立とみなされていました．本人は，「歯が痛い」と歯科を受診され，そ

のことによって上下総義歯だとわかったのです．来院時のSさんの発語は不明瞭，開口度は小さい状態でした．Sさんは総義歯を自分の歯であるといつの間にか思い込んでおられ，周囲も比較的自立度が高いSさんのいう「自分の歯」の言葉を疑わなかったのです．このように，「歯磨きしている」からといって，「自立している」とはいえないこともあるのです．このようなことが日常的に起こっていないでしょうか．

人それぞれに口腔内環境は異なりますが，要介護高齢者が口腔内の衛生状態が保てなくなる場合には，どのような要因が考えられるのでしょうか（図4－1参照）．

要因は人それぞれ多様だと思いますが，ここでは，当事者，介助者，歯科衛生士，そして環境をキーワードとして考えていきます．

● 当事者（本人）

要介護高齢者を想定しています．手や指に麻痺があるために，細かい動きができず磨き残しがあったり，利き手の右手が麻痺のため非利き手の左手に歯ブラシを持つのですが，思うように磨けないことがあります．また，視力低下や視野の制限によって，口腔内や義歯に付着した汚れがよく見えないなどが考えられます．しかしながら，自分では「磨いたつもりになっている」ということがあるのです．

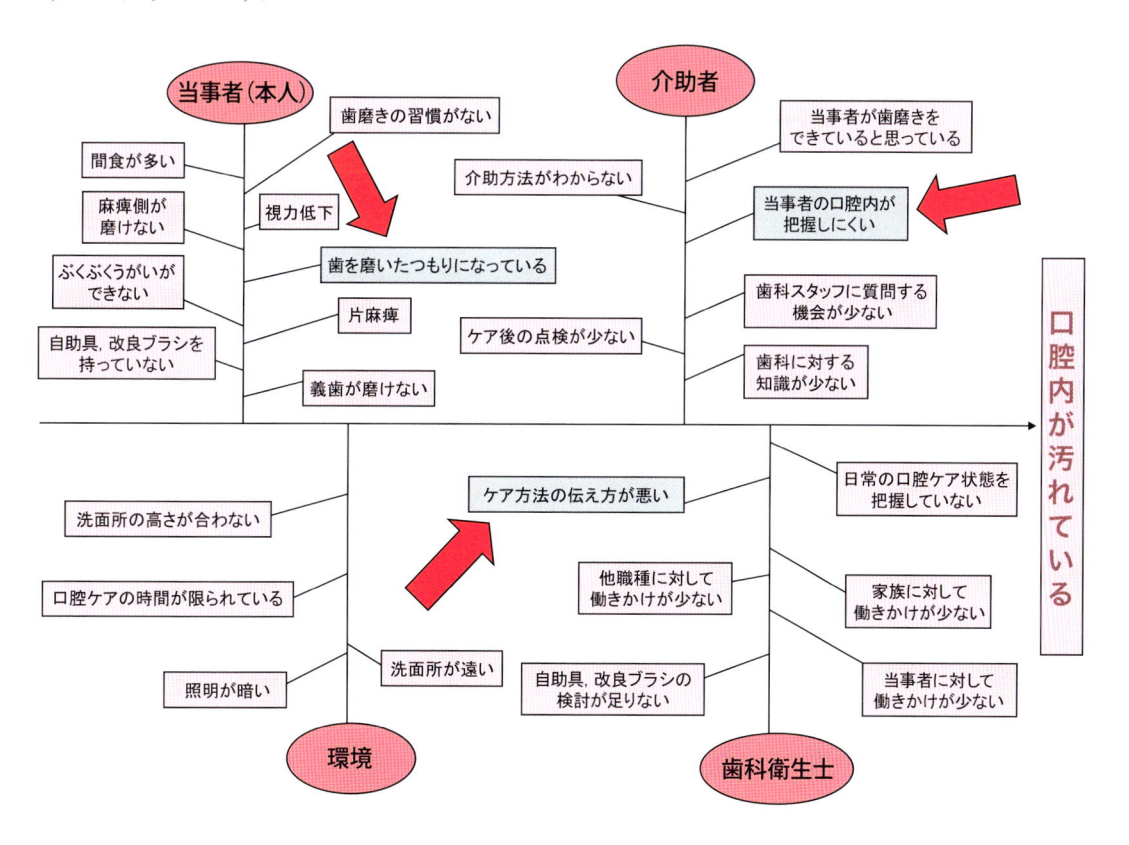

図4－1　口腔内を汚くする要因

● **介助者**

　家族や他職種のスタッフなどを想定しています．本人が自分で歯磨きに関して自立していると勘違いしていたり，介助方法がわからないこともあります．また，当事者の口腔内状態がわからなくても，歯科関係者に質問する機会がないこともあります．特に，要介護高齢者は開口度が小さいことから，「他者が口腔内を把握しにくい」という状況は大いに考えられます．

● **歯科衛生士**

　歯科の専門職種として当事者の口腔内環境の状態や歯磨き方法を確認し，介護者にわかりやすく説明する必要があります．以前よりは，歯科衛生士が在宅や施設を定期的に訪問し，口腔衛生指導を行う機会が充実してきましたが，これまでは伝える機会がないこともありました．ケア方法の伝え方が悪いと，当事者の日々の生活に生かされないので，当事者に応じた口腔ケアの方法を伝えたり改良ブラシを検討したりすることが必要です．

● **環境**

　洗面所で歯を磨く場合，当事者にとっての洗面台の高さや洗面所周りの明るさ，また洗面所までの距離などを検討する必要があります．ちょっとした工夫で，歯磨き時間が楽しい時間になることがあります．

　「歯を磨く」という動きを中心に，それを阻む要因を検討してきましたが，日常生活を行うには，「歯を磨く」という動作以外にもさまざまな動きが必要です．「歯を磨く」という動作は，生活のなかの一部として，そのほかの身体動作にも運動項目があります．日常生活において，実際に行っている状態を測定する「しているADL（p.73参照）」と，させるとできる内容を測定する「できるADL」があります．ここでは，介護負担度に重きを置いた「しているADL」を取り上げ，考えていきましょう．

機能的自立度評価（Functional Independence Measure；FIM）

1　FIMとは

　FIM（p.68，表4−1）とはADL評価法のことをいい，1983年にアメリカで開発され，1990（平成2）年に日本語版が発表されました．特徴は，介護負担度の評価が可能であり，「しているADL」を介助の有無で大別し，7段階で評価をする点です．装具や自助具を使っても自立（修正自立）とみなし，行為は上半身と下半身に分けて評価をします．また，コミュニケーションや社会的認識についても評価が可能です．

◆1◆**採点の要点**

　①「しているADL」を評価する．階段の項目については，訓練室などでの「できるADL」の

第4章 歯磨きをするために必要な動作

　　評価とする．
②介助量を評価する．
③採点は，1点〜7点までの7段階法で行う．
④各項目とも同じ採点基準を用いる．
⑤「通常以上の時間（6点）」とは，一般には通常の3倍以上かかることをいう．
⑥そのすべての項目をしていないのなら，1点とし，整容など複数要素からなる項目で，その一部をしていないし，介助者も手伝わない場合は，残りの要素のみで評価する．
⑦本人ができるのに行おうとしない場合，本人が介助を求めた場合，指示が必要と判断し，5点とする．介助を求めない場合は，⑥と同様に扱う．

◆2◆ 採点基準

具体的には，それぞれの項目に沿って1点〜7点で評価をします．

<自立>
7点：完全自立……すべての課題を，通常どおりに適切な時間内に，安全に遂行できる．
6点：修正自立……課題を遂行するのに自助具の使用，通常以上の時間，安全（危険）性の配慮のうちどれかが必要である．

<部分介助>
5点：監視・準備……体に触れる必要はないが，介助者による監視，指示，促しなどが必要である．

<介助あり>
4点：最小介助………手で触れる程度の介助が必要，75％以上自分で行う．
3点：中等度介助……手で触れる程度以上の介助が必要，50％以上75％未満自分で行う．

<完全介助>
2点：最大介助……25％以上50％未満自分で行う．
1点：全介助………25％未満しか自分で行わない．

2　整容，移動（歩行・車椅子）の評価内容

　FIM評価表に示す各項目をみると，「歯を磨く」という動作は，運動項目のセルフケアが示す整容に口腔ケアとして示されています．また，歯を磨くには磨く場所への移動が必要ですので，運動項目の「移動」が示す移動（歩行・車椅子）も関連があります．そのほかにも歯を磨く動作に関連はありますが，ここでは，これら2項目について，その内容を詳しく見ていきましょう．

◆1◆整容について

　整容の評価内容には，口腔ケア，整髪，手洗い，洗顔，ひげそりまたは化粧の5項目すべてを評価します．しかしながら，ひげそりや化粧はしていない，あるいはする必要がないなど，該当しない項目がある場合，残り4項目で評価をします．準備のなかに，電気製品のコードをプラグに差し込んだり充電することは含まれますが，リネン交換は整容には含まれません．また，電動歯ブラシは，必要があって用いるのであれば自助具として考えます．しかしながら，電気ひげそりは一般的であることから自助具として扱いません．

　整容には5項目の要素を含んでいますが，それぞれで介助が異なる場合，介助量を平均して評価します．

<例>

　　先に述べた採点基準

　　　　口腔ケア　4点　（介助量25%）

　　　　整髪　　　7点　（介助量0%）

　　　　手洗い　　7点　（介助量0%）

　　　　洗顔　　　4点　（介助量25%）

　　　　ひげそり　4点　（介助量25%）

この場合，（25＋0＋0＋25＋25）÷5＝15

つまり，介助量15%，自立度85%となり，先に述べた採点基準から確認すると，評価は4点となります．

　以下に，具体例を示した採点基準を示します．

7点：・自分ですべて準備をして，歯磨き，整髪，手洗い，洗顔，ひげそりまたは化粧をする．
　　　・電動歯ブラシを使用するが，普通の歯ブラシでも支障なく磨ける．
　　　・義歯（入れ歯）を自分で洗える．

6点：・自助具や義肢，装具が必要であるが，それらを自分で装着できる．
　　　・時間はかかるが，一人で行える．
　　　・体がふらつくので安全性の配慮が必要であるが，監視は必要ない．
　　　・必要があって電動ブラシを使用している．

5点：・整容動作を行うために，以下の準備が必要である．
　　　　　○歯磨剤を歯ブラシにつけてもらう．
　　　　　○装具，自助具の装着をしてもらう．
　　　　　○洗面用具を洗面所まで運んでもらう．
　　　　　○電気ひげそりの電池を充電してもらう．
　　　　　○化粧品の容器のふたを開けてもらう．
　　　・各項目について指示を必要とするが，動作は一人で遂行できる．

＊4点～2点は，点数相当の各項目の例を示しますが，整容としての得点は他の細項目の得点によって変わることがあります．

4点：・ひげそりであごだけそってもらう．
　　　・整髪で後ろの髪の毛のみをとかしてもらう．
　　　・歯ブラシをゆすいでもらう．
　　　・手洗いで石けんをつけてもらう．
3点：・歯磨きで片方の奥だけ磨いてもらう．
　　　・手洗いで指の間を洗ってもらう．
2点：・洗顔石けんで自分で顔を洗うが，ゆすいでもらう．
　　　・歯磨きで前歯は自分で磨くが，そのほかは磨いてもらう．
1点：・すべて行ってもらう．

◆2◆移動（歩行・車椅子）について

　移動（歩行・車椅子）は，立位の状態では歩行，座位の状態では平地での車椅子を示します．アームスリングや酸素ボンベを使用しても，補助具に含まれません．

　距離はどのくらい移動できるのか，介助はどの程度必要なのかがポイントになります．距離の目安として，50m可能の場合：介助なし7点，補助具必要6点，監視必要5点，介助があれば可能であり，介助量25％以下4点，介助量25％以上3点となります．50m不可能の場合：15m自立5点，15m介助必要であり，介助量75％以下2点，介助量75％以上1点となります．
以下は，さらに詳しく示した採点基準です．

7点：・妥当な時間内であり，転倒したり，徘徊のために行方不明になる心配はなく，50m
　　　　を安全に歩行する．
　　　・歩行には，アームスリングなどを必要とするが，50mは自立している．
6点：・下肢装具，義肢，改良靴，杖，歩行器などを用いて50m歩行できる．
　　　・車椅子を用いて50m移動し，方向転換，スロープ，敷居の乗り越えができる．
　　　・時間はかかるが，50m移動できる．
5点：・50m移動に監視，または指示，促しなどが必要である．
　　　・15mの距離を歩行，または車椅子操作が可能である．その場合，監視は不要，装具の
　　　　有無はどちらでもよい．
4点：・介助者に手を添えてもらい50m移動できる．
　　　・車椅子を用いて50m移動できるが，方向転換，スロープ，敷居を乗り越えるときなど，
　　　　ちょっとした介助が必要である．
3点：・一人の介助者に支えられたり，足を運んでもらうなどし，50m移動できる．
　　　・車椅子で50mまっすぐの移動はできるが，角を曲がるたびに介助が必要である．
2点：・一人がどんなに介助しても，15mしか歩行できない．
　　　・車椅子で15mまっすぐの移動はできるが，角を曲がるたびに介助が必要である．
1点：・一人がどんなに介助しても，15m未満しか歩行できない．もしくは二人の介助が必要
　　　　である．

・車椅子の操作が15m未満しかできない．もしくはまったくできない．

このように，日常生活のなかで「しているADL」を評価することによって，どのような運動のときに，どのような介助がどれくらい必要なのかを知ることができ，適切な支援を考えることができます．

しかしながら，残念なことに「歯を磨く」という行為は，整容動作の一部である口腔ケアとして扱われていますので，評価点は5項目（口腔ケア，整髪，手洗い，洗顔，ひげそりまたは化粧）の平均点でしか表すことができません．次に，日常的に歯磨きを行う際の手順などを細かく洗い出し，FIMの評価表が示した評価内容とをあわせて考えていきます．

表4-1　FIM評価表

	運動項目	点(1~7)	評価内容
セルフケア	A) 食事（はし，スプーン）Eating		咀嚼，嚥下を含めた食事動作
	B) 整容 Grooming		口腔ケア，整髪，手洗い，洗顔，ひげそりまたは化粧
	C) 清拭 Bathing		風呂，シャワーなどで首から下（背中以外）を洗う
	D) 更衣（上半身）Dressing-upper body		腰より上の更衣および義肢装具の装着
	E) 更衣（下半身）Dressing-lower body		腰より下の更衣および義肢装具の装着
(42点)	F) トイレ動作 Toileting		衣服の着脱，排尿後の清潔
排泄	G) 排尿コントロール Bladder management		排尿の管理，器具や薬剤の使用を含む
(14点)	H) 排便コントロール Bowel management		排便の管理，器具や薬剤の使用を含む
移乗	I) ベッド，椅子，車椅子 Transfers : bed, chair, wheelchair		それぞれの間の移乗，起立動作を含む
	J) トイレ Transfers : toilet		便器へ（から）の移乗
(21点)	K) 浴槽，シャワー Transfers : tub or shower		浴槽，シャワー室へ（から）の移乗
移動	L) 移動（歩行・車椅子）Locomotion		屋内での歩行，屋内での車椅子移動
(14点)	M) 階段 Stairs		12-14段の階段昇降

	認知項目	点(1~7)	評価内容
コミュニケーション	N) 理解（聴覚，視覚）Comprehension		聴覚または視覚によるコミュニケーションの理解
(14点)	O) 表出（音声，非音声）Expression		言語的または非言語的表現
社会的認識	P) 社会的交流 Social interaction		他患，スタッフなどとの交流，社会的状況への順応
	Q) 問題解決 Problem solving		日常生活上での問題解決，適切な決断能力
(21点)	R) 記憶 Memory		日常生活に必要な情報の記憶

（ ）は7点満点時の点数　　　合計点（18~126）

第4章 歯磨きをするために必要な動作

歯磨き動作の把握

「歯を磨く」には，歯ブラシを口腔内に挿入するまでの前準備の段階，口腔内に歯ブラシを挿入し動かし歯を磨く段階，その際，義歯を装着している場合は，義歯を磨く段階，そして，口腔内から歯ブラシを取り除いた後始末の段階が考えられます．もちろん，動作を考えるには認知面を確認する必要がありますが，ここでは運動面のみに着目します．

1 歯を磨くために必要な動作

◆1◆前準備の段階（歯ブラシを口腔内に挿入するまで）

①洗面所に行く．
②適宜，水道水を出したり止めたりする．
③歯磨剤を非利き手に持つ．
④利き手で歯磨剤のキャップを開ける．
⑤歯ブラシを利き手に持つ．
⑥歯磨剤を非利き手に持つ．
⑦歯磨剤を歯ブラシの毛先につける．
⑧歯磨剤のキャップを閉める．
⑨歯ブラシを口腔内に持っていく．
＊個人によって，多少歯磨きの手順が異なります．

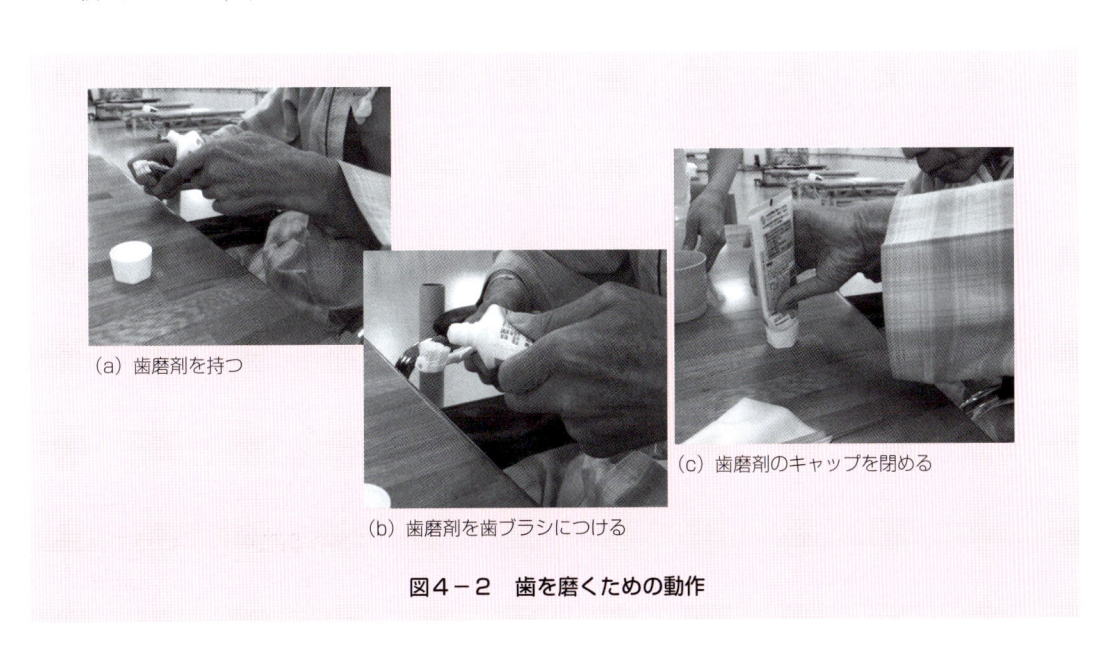

(a) 歯磨剤を持つ
(b) 歯磨剤を歯ブラシにつける
(c) 歯磨剤のキャップを閉める

図4-2 歯を磨くための動作

①については，FIM評価表の移動（歩行・車椅子）の評価基準から考えることができます．移動できる距離に洗面所があるのかどうか，装具や自助具が必要なのかどうか，また，介助を要する場合，どのような介助がどれくらい必要なのかを確認する必要があります．

②〜⑨については，FIM評価表の整容（口腔ケア）の評価基準から考えることができます．②は，水道の蛇口が回転タイプなのかレバータイプなのかによって，できるかどうかが変わってくる場合があります．

③〜⑧は，歯磨剤を歯ブラシにつけるための細かい動きを示していますが，利き手や非利き手を同時に動かすことができなくても，一方の手が動けば，歯ブラシを洗面台に置き，その上に歯磨剤をつけることができます．また，④，⑧は，歯磨剤のキャップの形態によってできる範囲が変わります．歯磨剤のキャップは，昔ながらのふたを回すタイプからワンプッシュタイプまでいくつか種類がみられますので，自分でできるタイプがあればそれを使用するとよいでしょう．

⑨については，歯ブラシを持った手腕が口腔内に歯ブラシを挿入できるまで，動くかどうか，あるいは歯ブラシを握れるかどうかであり，場合によっては自助具や改良ブラシが必要となります．

◆2◆歯を磨く段階（歯ブラシを口腔内に挿入）

①歯ブラシを口腔内に挿入する．
②歯ブラシの毛先を上下左右の歯の表側（頬側・唇側）にあてて磨く．
③歯ブラシの毛先を上下左右の歯の裏側（舌側・口蓋側）にあてて磨く．
④歯ブラシの毛先をかみ合わせ（咬合面）にあてて磨く．
⑤必要に応じて，自助具を用いて磨く．
⑥コップに水道水を注ぎ，うがいを行う．

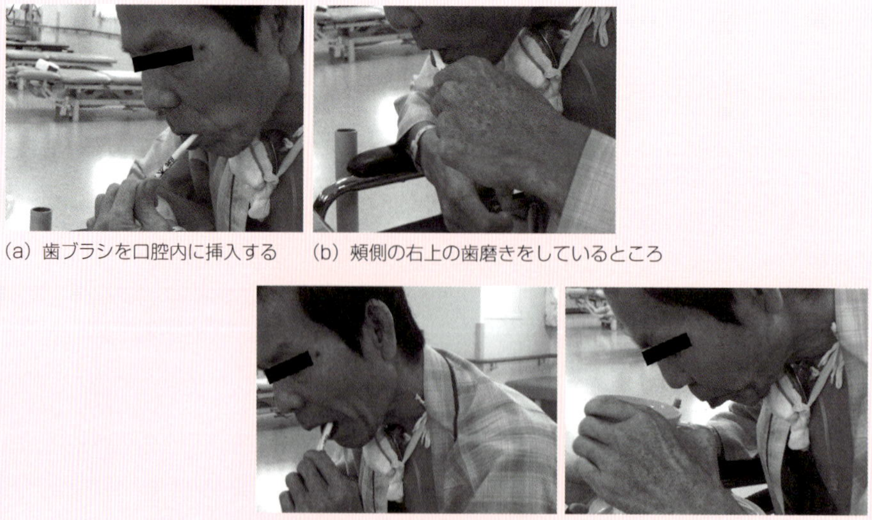

(a) 歯ブラシを口腔内に挿入する　(b) 頬側の右上の歯磨きをしているところ

(c) 頬側の左上の歯磨きをしているところ　(d) うがいの様子

図4-3　歯を磨く

①〜⑤については，FIM評価表の整容（口腔ケア）の評価基準から考えることができます．①については，前準備の段階で⑨の動きの続きですので，自助具や改良ブラシで対応可能かどうかがポイントになります．介助が必要となれば，②〜④も介助が必要となります．②〜④の順番は，入れ替わってもかまいませんが，要は歯面の表側，裏側，かみ合わせを隅々まで磨くことができるかどうかを観察します．たとえ歯ブラシが口腔内に挿入され，上下や左右など，多方向にある程度動かすことができていても，実は毛先が歯面にあたっていないというようなことがあります．実際の状態よりも高い評価点になっていることが多いので，注意が必要です．

⑥は，口腔内に水を含み吐き出すという一連の流れのなかで，摂食・嚥下障害がある場合はむせが起こるなど，危険を伴うことがありますので，注意が必要です．FIM評価表の食事の評価基準のなかで，摂食・嚥下の状態を確認すると役立ちます．

◆3◆ 義歯を磨く段階（義歯を装着している場合）

①義歯を外す．
②歯ブラシの毛先を残存歯にあてて磨く（「◆2◆歯を磨く段階」と同様）．
③利き手に歯ブラシを持ち，非利き手に義歯を持つ．
④歯ブラシの毛先を義歯の表面にあてて磨く．
⑤歯ブラシの毛先を義歯の裏面にあてて磨く．
⑥歯ブラシの毛先を義歯付属のクラスプにあてて磨く（部分床義歯の場合）．
⑦上顎の義歯，下顎の義歯を③〜⑥と同様に磨く．
⑧口腔内，義歯ともに清掃後，義歯を口腔内に装着する．

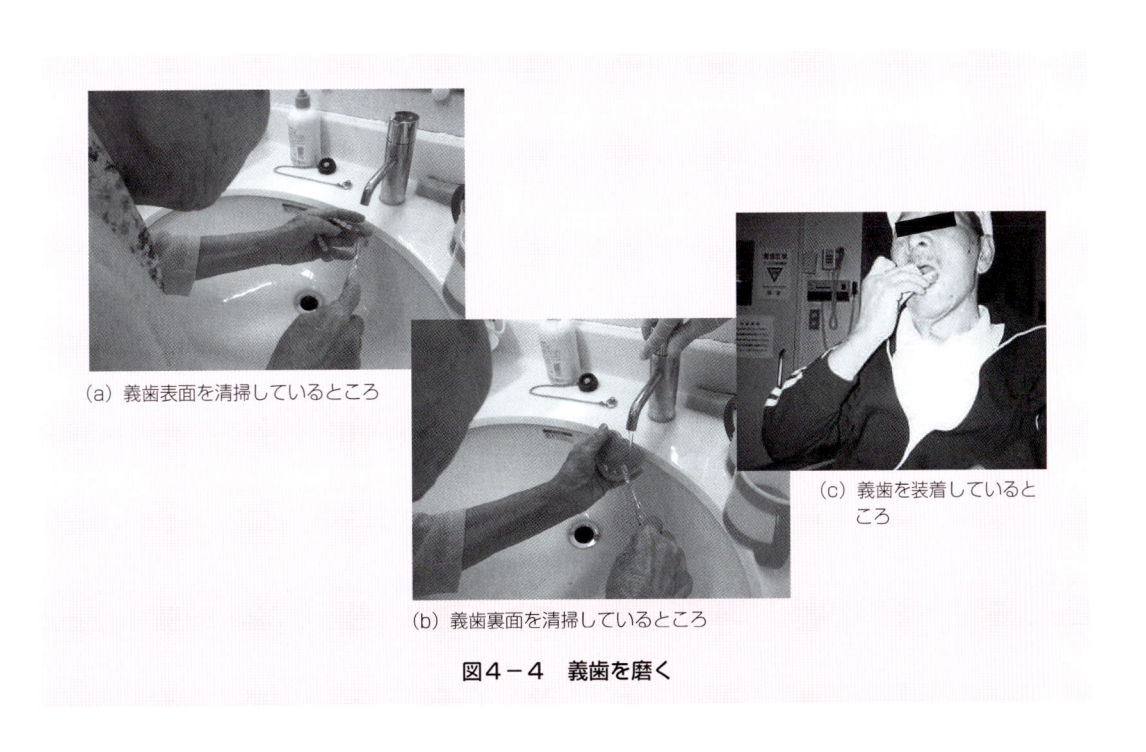

(a) 義歯表面を清掃しているところ

(b) 義歯裏面を清掃しているところ

(c) 義歯を装着しているところ

図4-4 義歯を磨く

①〜⑧については，FIM評価表の整容（口腔ケア）の評価基準から考えることができます．ただし，義歯を自分で洗えるかどうかの評価にとどまっています．義歯を清掃するには，義歯を持つ手と歯ブラシを持つ手の両方が必要となります．義歯清掃用歯ブラシが自助具として市販されていますので，工夫によって片手でも清掃が可能となります．

◆4◆後始末の段階（口腔内から歯ブラシを取り除いた後）

①歯ブラシの毛先の汚れを水道水で洗い流す．
②歯ブラシを所定の場所に片付ける．
③そのほか，歯磨剤や自助具などを，所定の場所に片付ける．
④義歯の保管について確認する．
⑤洗面所から元の場所に戻る．

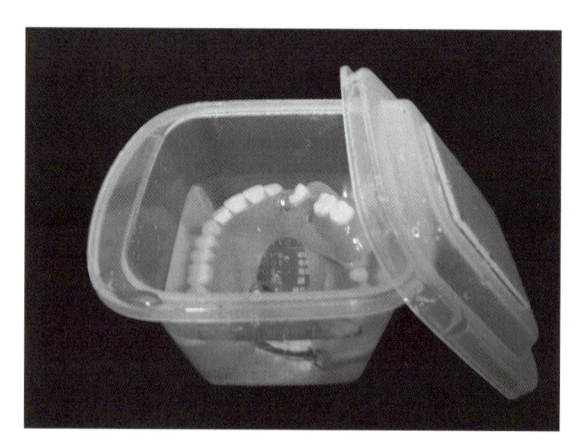

図4-5　義歯の保管

①〜③については，FIM評価表の整容（口腔ケア）の評価基準から考えることができますが，④については確認が必要です．就寝時は義歯を外しているかどうか，外した義歯を清潔な水の入った容器に漬けているかどうかなどです．

⑤はFIM評価表の移動（歩行・車椅子）の評価基準から考えることができます．これは，次の口腔ケアを行うための前準備につながる動作です．

歯磨きの手順は，個人によって多少異なりますが，多くの動作が必要となります．普段，何気なく行っている歯磨きですが，加齢やなんらかの疾病によって，一部，あるいは全部の動きができなくなってしまうことがあると，そのことで口腔内の衛生状態が悪化してしまいます．「しているADL」を確認することによって，適切な装具や自助具を使用したり，あるいは必要な介助を行うことができ，個々に応じた支援が可能となります．

2 寝たきり状態の要介護高齢者の口腔ケア

当事者が寝たきり状態の場合，介護者によって歯科医学的な問題点を解決する方向に保健行動を促すことが重要です．寝たきり状態であっても，自分で口腔清掃が可能な人もいれば，まったくできない人もいます．歯科保健上の問題点も，さまざまです．

歯科保健上の問題点として，次のようなものが考えられます．

①口腔清掃の不良
②齲蝕や歯周疾患の進行
③義歯の不適合，未装着
④咀嚼不良
⑤歯科医療機関への受診困難
⑥軟食・流動食の摂取
⑦経口摂取不能

◆1◆ 日常生活自立度

ADL（Activity of Daily Living）とは，職場や家庭における日常生活動作のことをいいます．特に心身に障害のある場合，この日常生活動作を評価することで，日常生活自立度を表します．

「障害高齢者の日常生活自立度判定基準」では，ランクB，ランクCの場合，寝たきりと分類され，口腔内には歯科保健上の問題が生じやすくなります．

表4－2 障害高齢者の日常生活自立度（寝たきり度）判定基準

生活自立	ランクJ	なんらかの障害等を有するが，日常生活はほぼ自立しており，独力で外出する 　1：交通機関等を利用して外出する 　2：隣近所へなら外出する
準寝たきり	ランクA	屋内での生活はおおむね自立しているが，介助なしには外出しない 　1：介助により外出し，日中はほとんどベッドから離れて生活する 　2：外出の頻度が少なく，日中も寝たり起きたりの生活をしている
寝たきり	ランクB	屋内での生活はなんらかの介助を要し，日中もベッド上での生活が主体であるが座位を保つ 　1：車椅子に移乗し，食事，排泄はベッドから離れて行う 　2：介助により車椅子に移乗する
寝たきり	ランクC	一日中ベッド上で過ごし，排泄，食事，着替えにおいて介助を要する 　1：自力で寝返りをうつ 　2：自力では寝返りもうたない

出所：厚生省「障害高齢者の日常生活自立度（寝たきり度）『判定基準』作成検討会報告書」（1991年）

◆2◆自分で口腔清掃を行う場合

　長年にわたって行ってきた自分の歯磨き方法を変えることは，なかなか難しいものです．しかしながら，右利きの人が右麻痺となり，今までのように右手を自由に動かせなくなった場合，あるいは非利き手の左手を利き手交換し，歯ブラシを左手に持って歯磨きする場合など，これまでの歯磨き方法を少し変えなければならないことがあります．あせらず，気長に練習し，これまでの方法を少しでも取り入れながら，残存機能を生かした口腔清掃を行ってもらうようにします．そうすることで身体のリハビリテーションにもつながり，QOL（生活の質）向上にも大きな影響をもたらすと思われます．

◆3◆自分で口腔清掃を行えない人

　自分で口腔清掃ができない場合，他者によって口腔清掃を支援する必要があります．そのためには，介護者が口腔清掃の必要性を理解し，正しい方法を習得し実践してもらうことが大事です．そのためには，介護者の介護負担度が大きくならないように配慮し，できるだけ安全で手軽なブラッシング方法を伝えることが重要です．

清掃用具の選択と口腔ケアの方法

1　清掃用具

　歯ブラシによって，歯の頰側，唇側，舌側，口蓋側，咬合面を順番にていねいに磨きます．また，歯ブラシを適切に選択することで，歯以外に口腔内の粘膜や舌，そして義歯までも磨くことができます．要介護者の状態によっては，補助的な清掃用具を併用したほうがより効果的な口腔清掃を行うことができますので，主な清掃用具について，その用途や選択の目安を紹介します．

◆1◆歯ブラシの選択

　図4－6（a）は，多様にある歯ブラシの一部です．歯ブラシは，ヘッド部の大きさが小さめのものから少し大きめのものまで，毛先は軟らかめから硬めまであります．また，ハンドル部分（把柄）の形状も，まっすぐのもの，少し太めのもの，曲がったものなどがありますので，当事者の口腔内の状態に応じて選択する必要があります．通常，毛先は普通でヘッド部の小さな歯ブラシを使用したほうが，口腔内の奥まで届き，隅々まで清掃が行いやすいです．

　口唇の開口度が小さい場合や口腔に麻痺を伴う場合には，大人であっても子ども用くらいの小さなヘッド部の歯ブラシの使用をお勧めします．ヘッド部の小さな歯ブラシは，口腔内に挿入しやすく使いやすいです．そして，毛先は軟らかめがよいでしょう．寝たきり状態など，全身の状態が芳しくない場合には，より毛先の軟らかい歯ブラシを使用するとよいでしょう．歯肉に腫

脹や炎症がある場合にも，毛先の軟らかな歯ブラシを選択するようにします．

図4-6(b)は，歯ブラシのヘッド部の大きさは子ども用と同じ，毛先は軟らかめ（ソフトソフト）で，ハンドル部分は，太さも長さも通常の大人用の歯ブラシです．「C-SS歯ブラシ」といい，特注したものです．以前リハビリテーション病院に勤務していたころ，要介護者の口腔内に挿入しやすい歯ブラシがなかなか見つからず，結局，メーカーにつくってもらいました．特許を取得したわけではないので，1本210円で購入できます．口腔内が無歯顎の場合，歯ブラシを使用することは少ないと思いますが，「C-SS歯ブラシ」を使用すると口腔粘膜に付着した汚れが除去しやすいです．

また，ヘッド部全体に毛先が付いた360度歯ブラシもあります．これは，どの方向からも磨けますので，手首の回転や歯ブラシのハンドル部分の持ち替えが困難な場合に役立ちます．

市販の歯ブラシでは，ハンドル部分が細くて握れない場合は，グリップを付けたりゴム管などを巻き付けて少し太くする工夫が必要です．また，手の動きが悪く，歯ブラシを口腔内に挿入するところまで届かない場合，歯ブラシのハンドル部分を長くしたり，振戦がある場合，通常の歯ブラシに少しだけ重さを加える工夫をします．これらの改良ブラシについては，第5章（p.93～96）を参照してください．

手動用歯ブラシ（普通の歯ブラシ）では手を細かく動かせないという場合には，電動歯ブラシが役立ちます．ただし，電動歯ブラシのヘッド部が大きいと口腔内の奥まで入りにくく，歯の隅々にまで毛先が届いていないことがありますので，よく確認してから使用することをお勧めします．また，電動歯ブラシの振動を利用して，毛先を軽く粘膜にあてるとマッサージ効果が得られるので脱感作にも役立ちます．

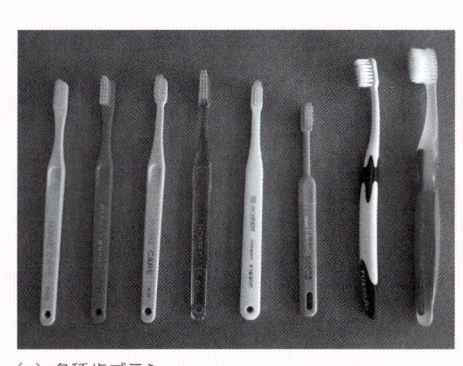

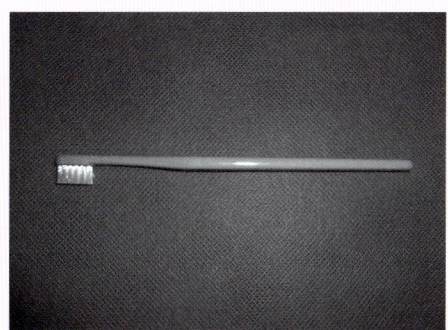

(a) 各種歯ブラシ　　(b)「C-SS歯ブラシ」

図4-6　歯ブラシ

◆2◆歯間ブラシ，デンタルフロスの選択

図4-7は，歯間ブラシおよびデンタルフロス（糸式ようじ）です．歯間ブラシは，歯と歯の間の歯肉部分（歯間乳頭部）を清掃するのに使用します．歯ブラシだけでは除去できない食物残

渣を取り除き，歯肉の炎症を予防します．歯間ブラシは，歯と歯の間の空隙の大きさによって合うサイズのものを選択します．歯間ブラシは衝撃によって折れることがありますので，開口がままならない場合や不随意運動があるような場合は，使用するかどうかを検討しましょう．

　デンタルフロスは，歯と歯が接している部分（歯間隣接面）を清掃するのに使用します．通常，フロスの糸を指に巻きつけて使用しますが，ホルダータイプのものもあります．これも，歯間ブラシ同様，使用する当事者の口腔機能状態を確認してから使用を考えましょう．

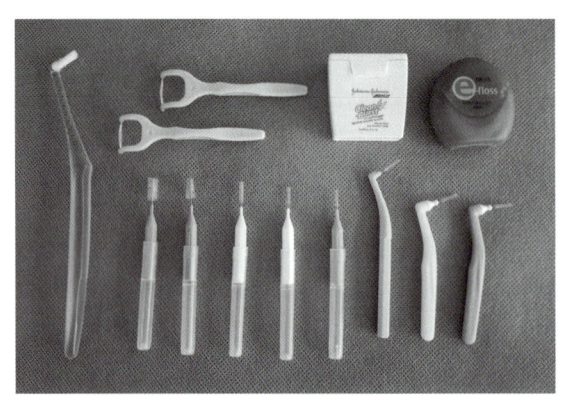

図4−7　歯間ブラシ，デンタルフロス等

◆3◆粘膜用清掃用具の選択

　口腔前庭，口蓋，舌など，歯以外の口腔内も清掃することが大切です．軟らかめの歯ブラシで行うこともできますが，当事者の状態に応じてスポンジブラシや舌ブラシを上手に活用すると効果的です．歯ブラシの補助的な清掃用具として，知っておくと便利です．

①スポンジブラシ

　図4−8は，スポンジブラシ（1〜5），綿棒（6），「くるリーナブラシ」（7〜10）です．

　スポンジブラシは，スポンジ部分で口腔粘膜を清掃します．これは使い捨てですので，たとえ口腔内に歯が1本もない状態でも歯ブラシでの清掃を行ってから使用するとよいでしょう．また，スポンジブラシは，口腔内に貯留した汚水を誤嚥しないように，比較的簡単に安全に拭き取ることができます．

　口腔前庭には，食物残渣が停滞しやすく，特に麻痺側に多くみられます．残渣が多い場合は，ある程度歯ブラシでかき出してからスポンジブラシを使用するとよいでしょう．

　口蓋には，痰が付着しやすく，特に全身状態がよくない場合は，非常に汚れていることが多いです．特に，開口状態が長く続く場合には，痰が乾燥して口蓋にこびり付いていますので，水やレモン水などで湿らせながら出血をさせないようにていねいに清掃することが大切です．くれぐれも，ピンセットなどを使って剥がすことのないようにしましょう．口蓋に傷をつくってしまい出血しやすくし，粘膜の状態を悪化させてしまう恐れがあります．

　「くるリーナブラシ」も粘膜清掃に用います．ブラシをくるくる回すようにして清掃します．

　綿棒は，スポンジブラシや「くるリーナブラシ」に代わって粘膜清掃に使用することができま

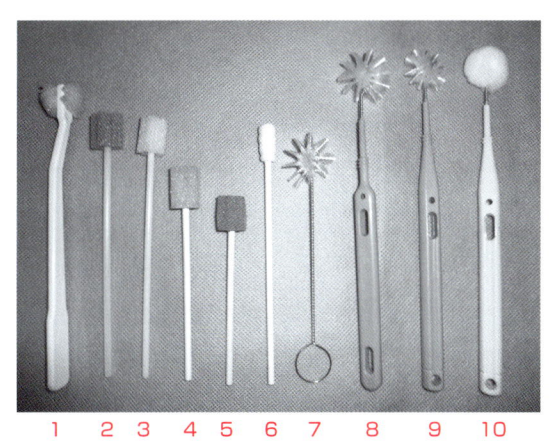

第4章 歯磨きをするために必要な動作

図4-8 粘膜用清掃用具

すが，清掃効果は低くなります．

② 舌ブラシ

　舌には，舌苔が付着しやすく，痰の付着がみられることもありますので，清掃が必要です．軟らかめの歯ブラシでも清掃が可能ですが，舌ブラシを使用したほうが，短時間で清掃効果を得ることができます．毛先を舌奥から舌尖に向けて動かします．舌の汚れが除去しにくい場合，口蓋同様，水やレモン水などで湿らせながら清掃すると効果的です．また，舌を清掃することによって，舌に適度な刺激を与えるためリハビリ効果があるといわれていますので，当事者に応じて舌に圧をかけながら清掃をするとよいでしょう．

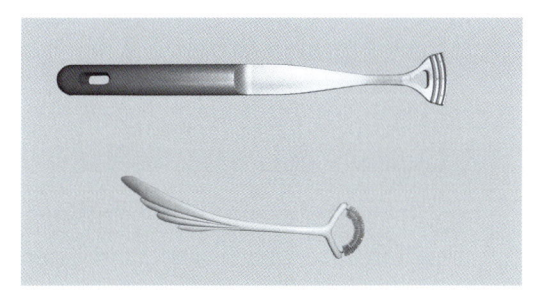

図4-9 舌ブラシ

③ ガーゼ

　粘膜や舌の清掃にガーゼを用いる場合がありますが，乾いたガーゼを使用すると弱くなった粘膜に傷をつくってしまうことがありますので，注意が必要です．また，ガーゼのみの清拭では清掃効果が高いとはいえません．

　無歯顎の場合でも，軟らかめの歯ブラシを使用して清掃すると粘膜に付着した汚れを除去できますし，歯ブラシのほうが何度も使えて便利です．ただし，全介助での口腔ケアを必要とする要介護状態の場合は，歯磨き中の汚水をガーゼで吸い込ませながら実施すると，誤嚥予防にもつながります．

④その他（歯磨剤，保湿剤）

　歯磨剤は，研磨剤，発泡剤を主成分とし，保湿剤，結合剤などの成分が含まれています．また，最近ではフッ素配合など薬用成分を含む歯磨剤が増えてきています．一般的にはペースト状が主流ですが，粉末状やムース状などの製品もあります．歯ブラシに歯磨剤をつけすぎると，歯垢が除去されていないうちから爽快感が得られてしまいがちですので，注意が必要です．また，うがいができない場合，口腔内に歯磨剤が残ってしまいますので，清掃後はきれいに拭き取る必要があります．

　口腔内が乾燥することによって口腔内に痛みを伴ったり，また義歯の安定が悪くなることから口内炎や潰瘍ができたりすることがあります．口腔保湿剤は，口腔粘膜に潤いを与え保湿させるために，綿棒につけて口腔粘膜に塗布して使用します．いろいろな製品があり，用途も多様になってきていますので，必要に応じて口腔内の状態に適したものを選択します．

◆4◆義歯清掃用具の選択

　義歯は，義歯の表面，裏面，クラスプ（バネ）の部分などをていねいに清掃します．義歯も口腔内同様に，非常に汚れが付着していますので，毎食後，義歯を外して清掃します．義歯清掃用具には，専用の義歯用歯ブラシがあります．

義歯用歯ブラシ

　図4-10(a)は義歯用歯ブラシです．Aは握りやすくなっており，B，C，Dは通常の歯ブラシよりも毛先が広い部分ととがった部分を兼ね備えた歯ブラシですので，効率よく磨けます．部分床義歯の場合は，クラスプもていねいに磨きます．

　片手が麻痺のために義歯清掃ができない場合，吸盤付義歯用歯ブラシを使用するとよいでしょう（図4-10(b)参照）．これは，義歯を吸盤ブラシにあて，義歯を持つ手のほうを動かして磨きます（第5章〔p.96〕参照）．

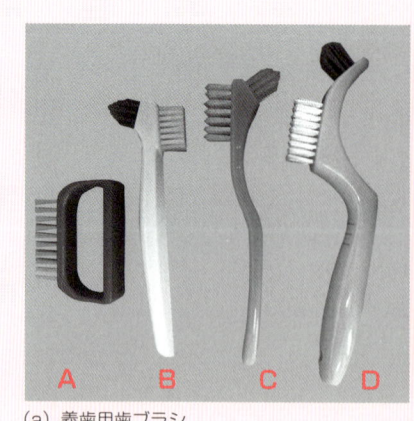

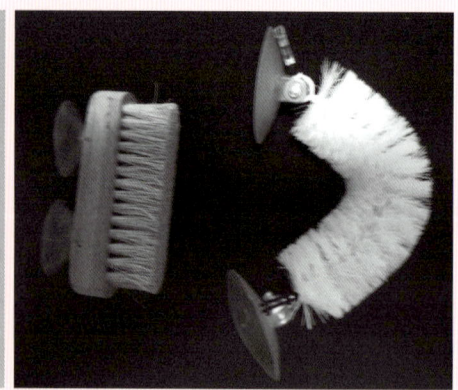

(a) 義歯用歯ブラシ　　(b) 吸盤付義歯用歯ブラシ

図4-10　義歯用歯ブラシ

2 義歯に関するケア

◆1◆ 義歯の名称

　取り外しできる義歯には，全部床義歯（総義歯）と部分床義歯（局部床義歯）があります．図4-11(a)は全部床義歯の表面，図4-11(b)は裏面です．また，図4-12(a)は部分床義歯の表面，図4-12(b)は部分床義歯の裏面です．残存歯の状態によって，義歯の形状が異なります．また，部分床義歯についている金属の部分はクラスプといい，残存歯を抱え込むように掛け，部分床義歯を安定させます．クラスプ（バネ）には，いろいろな形状がありますので，着脱の際にはよく確認をします．また，レストが付いているクラスプがありますが，このレストは義歯に加わる咬合圧を鉤歯（クラスプが掛かっている歯）の歯根膜に伝達して粘膜面の負担を軽減したり義歯の沈下を防止するものです．

　施設など，集団生活をするような場所では，義歯に名前を入れておくと紛失や間違いがなく，よいでしょう．義歯に名前を入れる一方法として，1～2cmの紙に名前を書き，その紙を義歯の床の部分に埋め込みます．

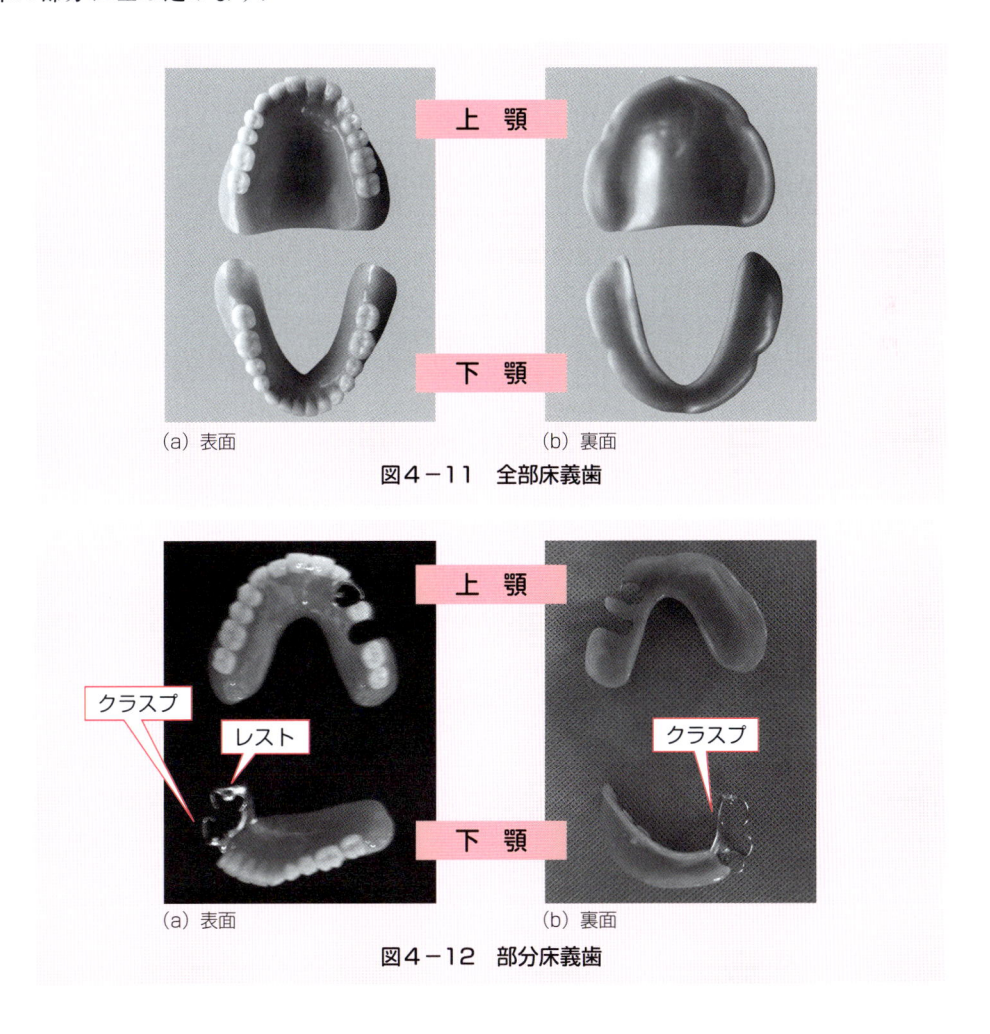

図4-11　全部床義歯

図4-12　部分床義歯

◆2◆義歯の着脱

　義歯全体を指で支え，左右均等に押し上げたり押し下げたりして着脱します．装着のときは，義歯を水でぬらすと吸着し安定しやすいです．上顎の義歯は，上顎と義歯との間に空気を入れるように外します．そして，上顎から装着するとやりやすいでしょう．外すときは，先に下顎の義歯から外すと上顎が外しやすくなります．ただし，個人の習慣や癖によって異なりますので，個々の状態を観察しましょう．

　部分床義歯の場合は，クラスプがかかっている歯（鉤歯）が動揺していないかどうか確認してから，クラスプの着脱から行います．動揺がある場合は，歯が抜ける恐れがありますので注意を払います．

　口腔内に麻痺があり開口に制限があるときなどは，外す際はゆっくり健側から外し，装着する際はゆっくり麻痺側から装着します．これは，衣服の着脱のときの順と同じだと覚えておくとわかりやすいでしょう．この着脱方法では，大きな力を加えて義歯が変形することがないように気をつけます．

　全部床義歯，部分床義歯ともに，義歯を口腔内でかみ合わせて装着すると，破損することがありますので注意が必要です．

◆3◆義歯清掃

　義歯は毎食後に，義歯専用歯ブラシを用いて清掃することが大切です．義歯にはデンチャープラーク（義歯に付着する歯垢）やカンジダを中心とする真菌類が付着しており，これが肺炎の起炎菌となりやすいので清潔にする必要があります．図4－13は，汚れた義歯の状態ですが，軟らかい食事形態をとっている高齢者の場合，特に口腔内に食物の食べかすが残りやすいので注意が必要です．また，経口摂取を行っていない場合，口腔内の自浄作用が低下し，口腔内は不潔になります．義歯は，外してていねいに清掃するようにします．

　義歯清掃は，一方の手で義歯を持ち，もう一方の手で義歯用歯ブラシを持ち，流水下でブラシを義歯にあてながら洗います．義歯の表面，裏面，クラスプ周辺を順によく洗います．研磨剤が

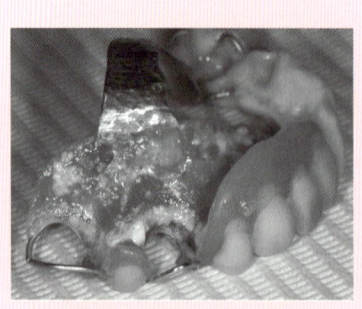

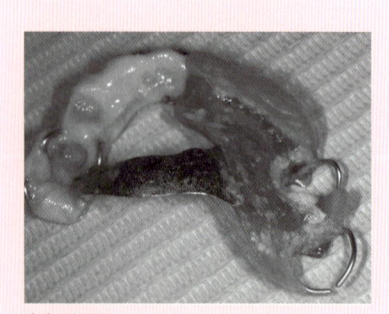

(a) 表面　　　　　　　　　　　(b) 裏面

図4－13　汚れた部分床義歯

含まれている歯磨剤をブラシにつけて磨くと，義歯がすり減ることがありますので気をつけてください．洗うときは，洗面器で受けながら，あるいはタオルを敷いておくと，落としたときの破損の防止に役立ちます．

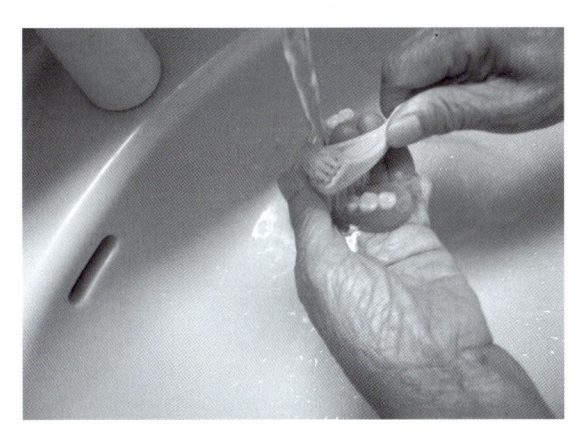

図4-14　義歯を清掃しているところ

片麻痺の場合の義歯清掃については，第5章（p.96）を参照してください．

◆4◆義歯の保管

夜寝るときは，口腔内から義歯を外し，清掃後，水を入れた専用の容器に保管します（p.72，図4-5参照）．容器はできればふた付きが望ましいです．義歯を放置し乾燥させると，ゆがみや変形を生じやすく，また破損しやすくなります．

摂食・嚥下障害を有するケース，あるいは，就寝時は義歯を外したくないと訴えるケースなど，夜寝るときに義歯を外せない場合は，1日1回数時間口腔清掃後に外し，粘膜を休めることが必要です．

義歯安定剤を使用する場合も，同様に義歯清掃が必要です．また，義歯用洗浄剤使用後は，よく洗い流してから口腔内に義歯を装着します．

実践編　口腔ケアを支援した症例

　障がい者活動センターで学生とともにボランティア活動を行うなかで，通所者の口腔ケアを行っています．施設職員の方々は，食後の口腔ケアを懸命に実施されていますが，持続した開口が困難であったり舌の不随意運動が強かったり，あるいは過緊張や拒否によって口腔ケアがスムーズにできないケースはまれではありません．

　ここでは，家族，施設職員の要望によって施設かかりつけ医の了解のもと，口腔ケアを支援したTさんの症例を紹介します．口腔ケアの方法は，家族，職員，学生に説明しながら実施しました．

口腔ケアの症例

　Tさんは20歳，男性．脳性麻痺で，寝たきり状態です．言語障害があり，発話は不可能です．口腔ケアは全介助，介助者は母親です．また，摂食・嚥下障害があり，気管切開，胃ろう造設によって，栄養摂取方法は経管栄養法です．

　図4-15は，Tさんの気管切開と胃ろう造設の状態です．職員から，「常によだれが出る」との訴えがあり，家族からも同様の相談がありました．職員は，Tさんの自宅から持参している吸引器（図4-16参照）を使用し，常に吸引を心がけています．

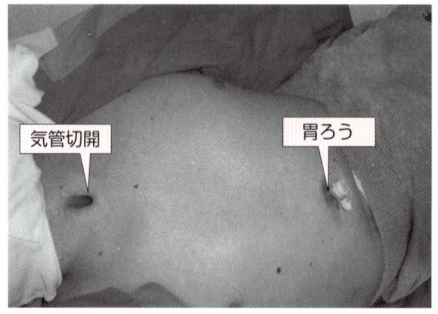

図4-15　気管切開と胃ろうの状態 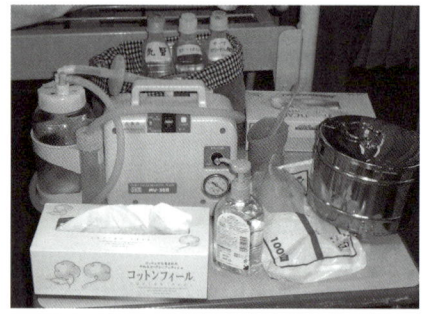　　図4-16　自宅から持参した吸引器

◆1◆前準備の唾液吸引とマッサージ

　唾液の流涎は顕著であり，常に唾液を拭き取る行為が必要と思われたことからゴム手袋を着用し，脱感作を実施することにしました．

　前準備として，看護師による吸引を実施し，その後口腔ケアを開始しました．Tさんの負担や誤嚥のリスクを勘案し，ベッドのギャッチアップは30度にしました．

　まず，Tさんの頭部のポジショニングを枕とタオルで可能な限り整えます．少々，下顎が上がっていると思われますが，これ以上の調整は難しい状態です．

第4章 歯磨きをするために必要な動作

　次に，足首→下腿→大腿，そして，手首→前腕→上腕→肩部→頸部→顔面へと，順にマッサージによって脱感作を行います．頸部の硬直状態は，強度であり，頸部の硬直を確認しながら，頸部や肩部のマッサージを続けます（図4-17参照）．

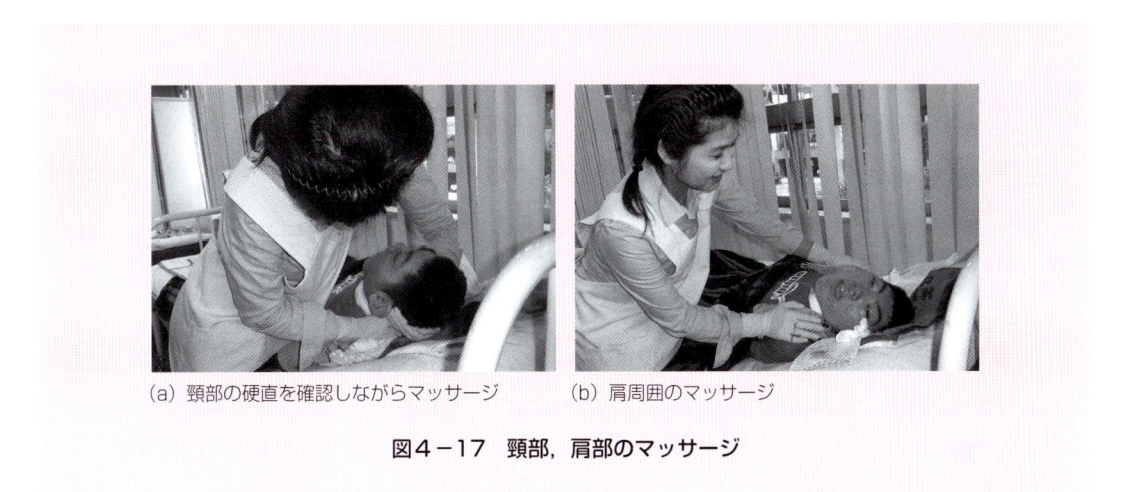

（a）頸部の硬直を確認しながらマッサージ　　（b）肩周囲のマッサージ

図4-17　頸部，肩部のマッサージ

　次に，頸部から下顎周辺，頬，口腔周囲など，顔面を中心にマッサージを行います．
　円を描くようにマッサージを続けます．
　口腔周囲には筋緊張を認めますが，マッサージを続けるうちに表情が緩み，変化が認められます（図4-18参照）．

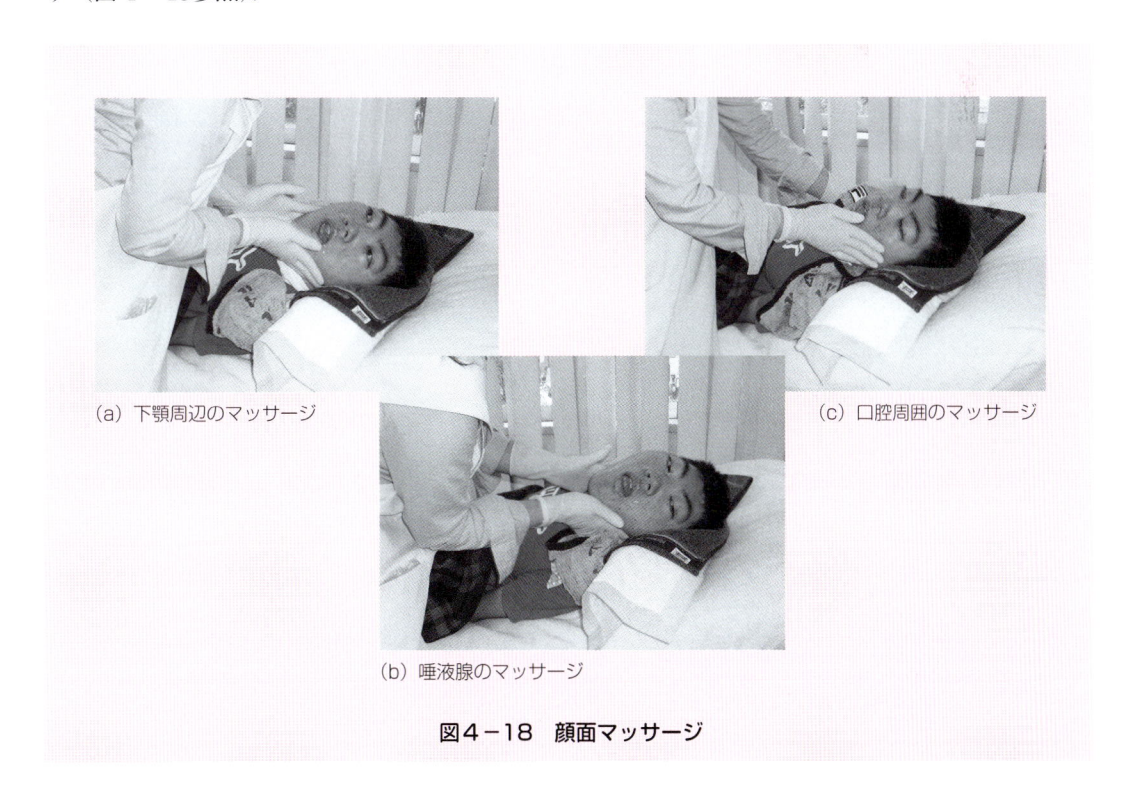

（a）下顎周辺のマッサージ　　　　　　　　　　　　　　　　　　　　　　（c）口腔周囲のマッサージ

（b）唾液腺のマッサージ

図4-18　顔面マッサージ

◆2◆ 歯ブラシを使った口腔内のマッサージ

　歯ブラシを使って，口腔内の右側の頰粘膜周辺をマッサージし，さらに緊張を取り除きます（図4－19（a）参照）．歯ブラシは，「C-SS歯ブラシ」（ヘッド部は小さく軟毛）を使用します．
　歯ブラシを使って口腔内の左側の頰粘膜周辺もマッサージします（図4－19（b）参照）．

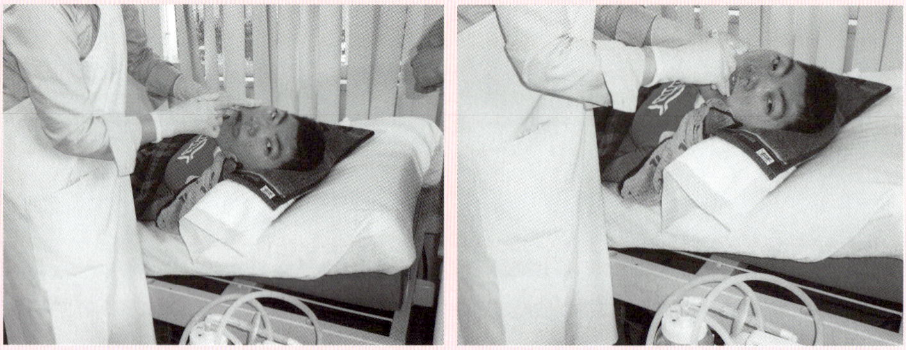

（a）右側の頰粘膜周辺のマッサージ　　　（b）左側の頰粘膜周辺のマッサージ

図4－19　歯ブラシを使って口腔内をマッサージ1

　歯ブラシを使って口腔内から口唇周辺をマッサージします．
　口腔内側から口輪筋や表情筋を刺激することを目的にマッサージを行います（図4－20参照）．

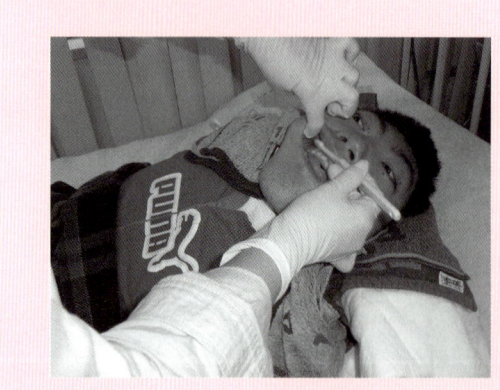

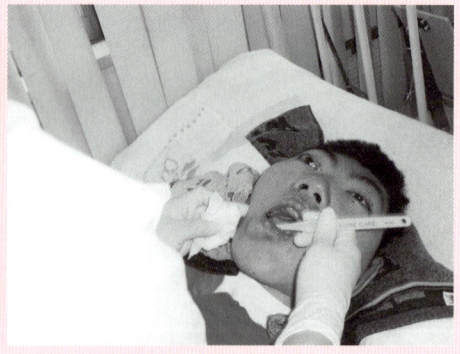

（a）右上方の口唇周辺のマッサージ　　　（b）右下方の口唇周辺のマッサージ

図4－20　歯ブラシを使って口腔内をマッサージ2

◆3◆歯を磨く

歯ブラシによる口腔粘膜のマッサージを実施後，歯を磨きます．

上顎から下顎へ，頬側，唇側，舌側，口蓋側の隅々まで磨きます（図4-21参照）．

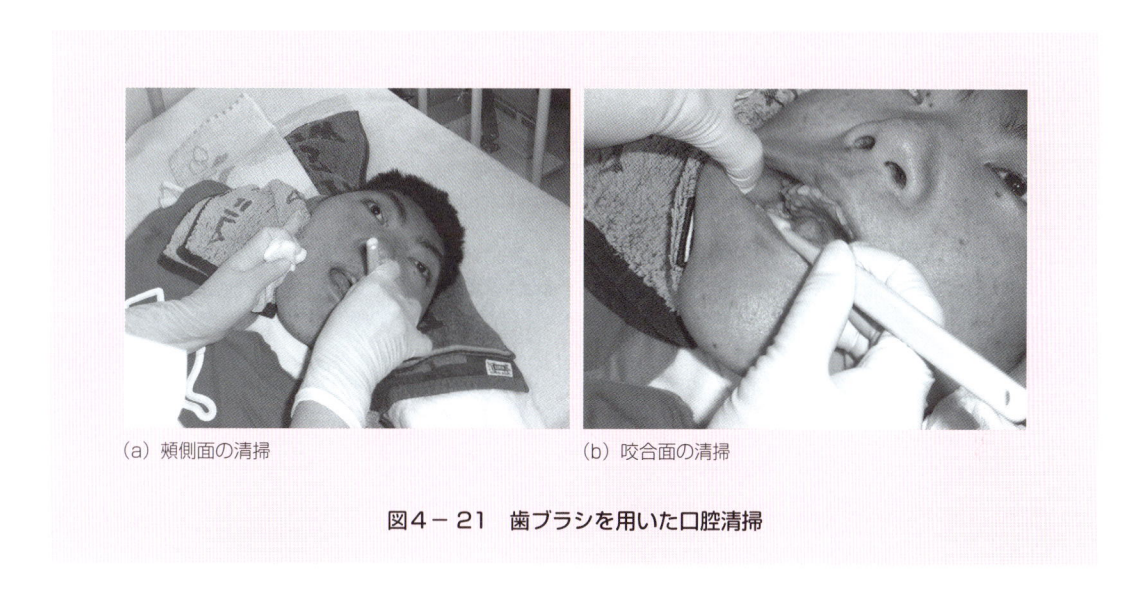

（a）頬側面の清掃　　　　　　　　　　　（b）咬合面の清掃

図4-21　歯ブラシを用いた口腔清掃

口腔ケアの刺激によって誘発される筋の過緊張，過開口，くいしばりなどの過敏反応は認めず，口腔内への歯ブラシ挿入の拒否も認めず，むしろ開口状態は良好です．

これは，口腔内に歯ブラシを挿入する前に，体幹および顔面を中心とした脱感作を行い過敏除去を実施したためと思われます

◆4◆舌清掃

すべての歯を磨いた後，舌清掃を行います．舌ブラシがないため，そのまま歯ブラシで実施しました．口腔ケア中，口腔内に貯留した唾液や分泌物は，ガーゼに吸い込ませながら取り除き，舌清掃の実施を続けます．表情はかなりリラックスしてきた状態です（図4-22参照）．

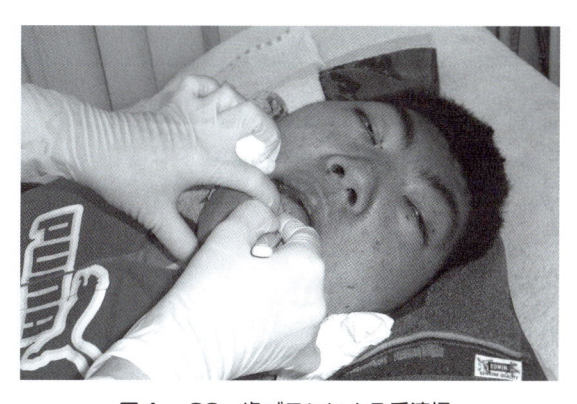

図4-22　歯ブラシによる舌清掃

◆5◆粘膜清掃

最後に,スポンジブラシを用いた粘膜清掃を実施します(図4-23参照).

口腔ケア直後,かなりリラックスした表情へと変化し,唾液の流涎は認めなくなりました(図4-24参照).念のため,看護師による咽頭部の吸引を行いましたが,特に痰の貯留は確認されませんでした.

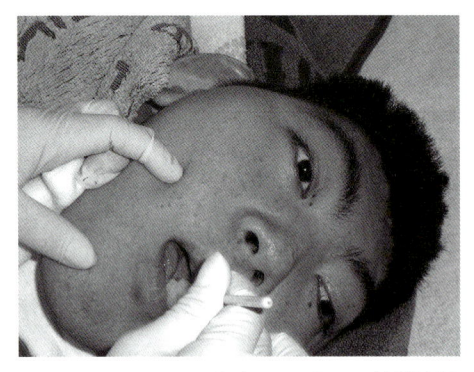

図4-23　スポンジブラシを用いた粘膜清掃

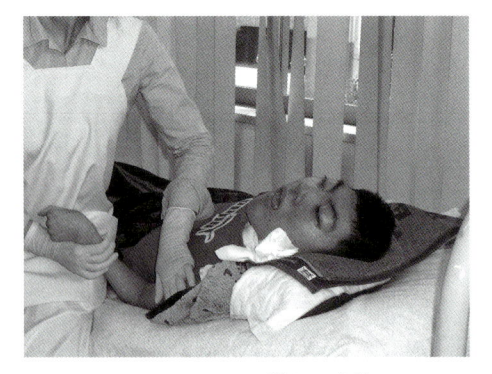

図4-24　口腔ケア直後

口腔ケアを実施後,胃ろうによる経管栄養法の食事を開始しました(図4-25,図4-26参照).

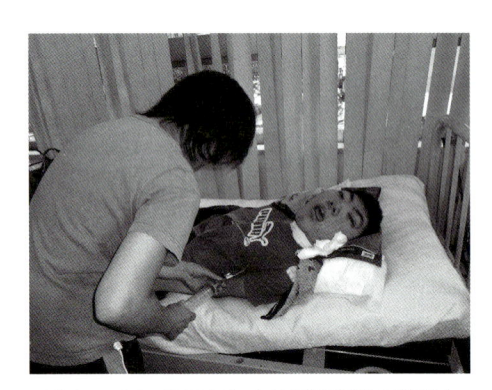

図4-25　胃ろうによる栄養摂取の準備中

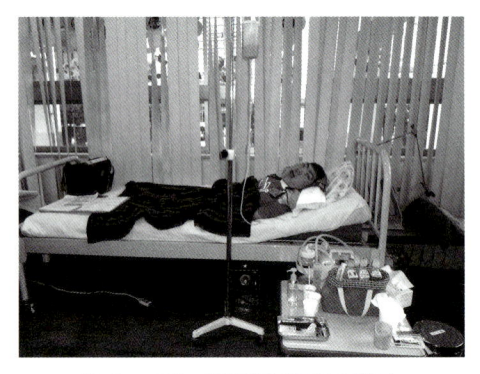

図4-26　経管栄養摂取の様子

家族からの熱心な要望によって,頭部や頸部の姿勢保持,脱感作やマッサージの方法などの説明を行いました.家族(母親)は,現在も自宅において奮闘中です.

脱感作によって十分過敏を取り除いた上で,歯を磨くことが重要と考えています.また,口腔ケア中の汚水が体内に流れ込まないように注意を払うことも怠ってはいけません.

もちろん,当事者の全身的な状態をはじめ,口腔内の状態は一様ではありません.したがって,口腔ケアも当事者それぞれに適した方法を工夫し,実施することが大切です.

第5章

口腔清掃用具の工夫と作製方法

第5章の要点

　一人で車椅子に乗って移動ができるにもかかわらず，手や指の麻痺を主とした機能障害があるために，「歯ブラシが思うように握れない」「一人では入れ歯が洗えない」などと訴える人がいます．あるいは，もうすっかり歯を磨くことをあきらめてしまっている人など，口腔清掃に対する悩みをもつ要介護者は意外と多いのです．

　食物を摂取すると，歯および義歯など口腔内に歯垢(しこう)の付着がみられます．特に，療養中の人の食事形態は軟食のことが多く，その付着度も大きくなりがちです．口腔内が不潔になるとカンジダをはじめとして，さまざまな細菌が口腔粘膜の発赤(ほっせき)や口内炎を引き起こし，ひどくなると褥瘡(じょくそう)や潰瘍(かいよう)にまで及び，疼痛(とうつう)や灼熱感(しゃくねつ)を伴うまでに至ってしまいます．また，肺炎の原因ともなります．

　市販の清掃用具ではうまくできない場合でも，清掃用具の工夫や自助具を使用することによって，自分で口腔清掃が可能になったり介助量が軽減したりすることがあります．実際，自分でできるようになることで生きることを前向きにとらえられるようになり，退院にまでこぎつけたケースを何人も見てきました．

　第5章では，意識面や認知面などの不具合はないが手指麻痺などの運動機能障害のある要介護者を想定し，口腔清掃に関する活動性を高める一手段として清掃用具の工夫を検討します．

個別性に合わせた改良ブラシを必要とする症例

　改良ブラシを使用することによって，自立した口腔清掃が可能となった，あるいは介助量が軽減した症例です．どのように歯磨き支援を行ったかを示します．

1 現状把握

症例①：一人で車椅子に移乗し，洗面所に移動できるにもかかわらず，手指の麻痺によって市販の歯ブラシでは細くて握れないため，口腔清掃ができない．

症例②：一人で車椅子に移乗し，洗面所に移動できるにもかかわらず，手腕の麻痺によって可動域が小さく，市販の歯ブラシでは口腔内まで届かないため，口腔清掃ができない．

症例③：一人で車椅子に移乗し，洗面所に移動できるにもかかわらず，振戦など手が震えることによって歯ブラシの保持が難しいため，口腔清掃ができない．

症例④：一人で車椅子に移乗し，洗面所に移動できるにもかかわらず，歯ブラシを握り口腔内に挿入しても手首の反転が少なく，毛先が同じ部位にしかあたらないため，他の部位の清掃ができない．

症例⑤：一人で車椅子に移乗し，洗面所に移動できるにもかかわらず，片手に麻痺があることによって，歯ブラシを用いた義歯清掃ができないため，水道水で洗い流すだけになっている．

①〜⑤の各症例では，手や指の機能障害があるために，口腔清掃に関する介助を必要とします．しかしながら，本人が「自分で歯を磨くことができない」と訴えるまで，他者からは自分で口腔清掃をできていると思われてしまうことがあります．また，自分自身は，できなくてもしかたがないと，いつしかあきらめてしまうこともあり，それが長期に及ぶと意欲の喪失につながっていきかねません．これらの症例は，移動手段に杖や歩行器を使用する場合にも応用が可能です．

2 要因分析

症例①〜⑤の場合，市販の歯ブラシでは口腔清掃ができなかったにもかかわらず，なぜ当事者（要介護者）が訴えるまで，介助が必要であることに気づかなかったのでしょうか．

一人で車椅子に移乗し移動が可能であることから，他者からは比較的ADL（p.73参照）が高いとみられます．まして，一人で洗面所に行くことができる状態でうがいをしていると，口腔清掃は自立と考えられ，歯科関係者に依頼が来ることもなく，口腔清掃状態にまで目が届かなかったのでしょう．

ここでは，入院中の当事者の症例をもとに，病棟・当事者（本人）・心理的抑制・家族という四つを因子として分析してみることにします（図5-1参照）．

第一の因子として，病棟について考えてみます．看護・介護職員など当事者を取り巻く専門職による口腔ケアを実施していく体制はあるものの，介助量の多い当事者に時間や手間をとられ負担が増大していること，あるいは全体の仕事量の過重などさまざまな事情から，自立度の高い当事者は後回しになりがちで，忘れられてしまうことが考えられます．また，当事者は自分で歯磨きをできていると思い込んでいるために，ケア後の点検が少なくなることが考えられます．

第二の因子である当事者について考えると，明治，大正，昭和初期生まれという高齢であるため，以前から口腔清掃の習慣が少なかったり，病気を有した時点から習慣がなくなってしまうことがあります．また，身体能力の低下や手指の機能障害によって口腔清掃に対するあきらめや不安感が生じたり，日常生活に対する心理的後退や生活意欲の減退も挙げられます．そしてそれは，第三の因子である保健衛生への関心の低下といった心理的抑制をつくり上げることにつながっていきます．

また，当事者が寝たきり状態であれば，介助者による介助が必要であることはわかりやすいのですが，当事者の自立度が比較的高いと，第四の因子である家族は，当事者の口腔清掃の現状について関心が薄くなりがちです．そのため，口腔清掃への支援の必要性が理解しにくくなることもあります．

これらから言えるのは，当事者の活動性が比較的高い場合には，残存能力を引き出すという観点から過剰介護にならないようにすることと，介助が必要であるという実態とのギャップをどう

埋めていくのかを判断することの難しさがあるということです．

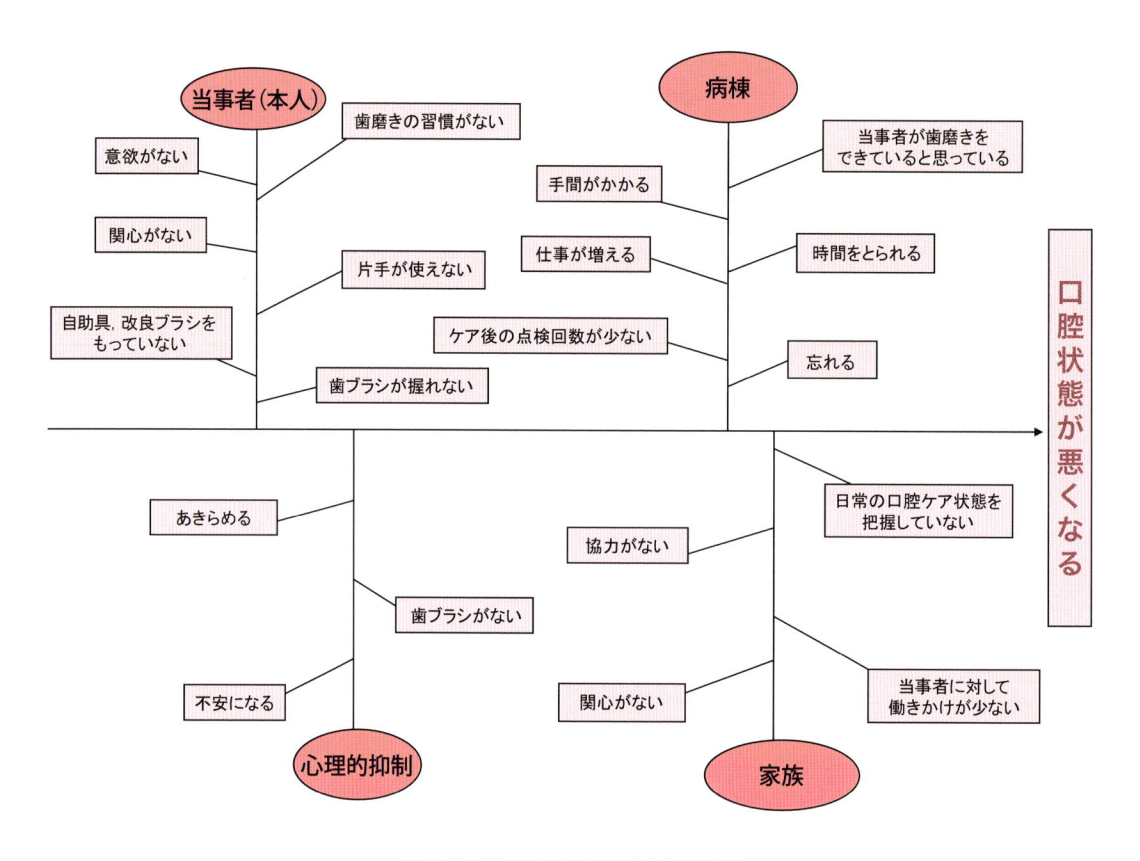

図5-1　口腔状態が悪くなる要因

3　目標設定

①習慣付け

　当事者，看護・介護職員，家族に対して，歯科保健に対する意識や理解の向上を目指して，最低1日1回は，口腔清掃を行うよう支援する．個々の当事者の状態に対応した口腔清掃に関する介助を行う．

②歯磨きの自立

　歯ブラシによる清掃を基本とし，個々の当事者の手指の機能状態に合った改良ブラシを試み，歯ブラシの使い方を指導する．また，自助具や電動歯ブラシの使用も検討し，できるだけ自分で口腔清掃や義歯清掃ができるように支援する．

③日常生活の向上

　当事者と支援者相互の信頼関係の形成を基礎として，生活への前向きな姿勢を支援し，自立訓練の一つとしても役立つ口腔清掃を励行する．

4　対策の立案

①口腔内の爽快感

齲蝕，歯肉の炎症，歯槽骨の吸収，歯牙の動揺や脱落といった症状が慢性化しつつあるなかで，清掃管理による清潔の維持を目指し，当事者に口腔清掃による爽快感を体得してもらう．

②習慣付けの工夫

当事者への指導と同時に介助者（介護職員や家族など）にも指導を重ね，歯科的管理を目指す．

③歯ブラシの改良

ハンドル部分（把柄）やシャンク部分（頸部）のさまざまな改良，使い方の技術指導を繰り返しながら，個々人に合った改良ブラシを検討する．

④義歯用歯ブラシの改良，工夫

片手に麻痺があっても義歯清掃を行うことができる歯ブラシの改良を試みる．

当事者に改良ブラシを使用してもらえるように，モチベーションを高める指導を心がけることが大切です．

5　対策の実施

①可能な限り当事者の口腔内の清潔維持を目指すため，歯科来院時や訪問時には，歯・義歯を磨くという行為の介助や支援を必ず行います．何度も反復練習することによって，清潔感を実感してもらう機会を増やし，口腔清掃管理を進めていきます．

②歯科受診時には歯ブラシ持参を必須とし，当事者に自分で歯を磨くという行為が，生活習慣の一部であるという認識をもってもらうように誘導します．受診時のみの口腔清掃の実施では，時間の制約から口腔清掃が一過性になる恐れがあるため，病棟職員にも口腔清掃の重要性に対する認識をもってもらうよう指導します．また，病棟業務の一環としての義歯清掃，残存歯の清掃などの充実を図るよう伝えます．

③家族に当事者の口腔衛生状態を伝え，口腔清掃の理解・関心の向上を図り，当事者の行動管理を勧めます．入院中の場合は，家族や歯科衛生士などの支援者も病棟へ出向き，病棟での口腔清掃の様子を観察します．また，当事者と一緒に口腔清掃を実施し，意欲や自信，関心の向上，そして歯磨き自立の意識をもたせるように努めます．

④一人で車椅子に移乗し，洗面所に移動できるにもかかわらず，手指の麻痺によって市販の歯ブラシでは細くて握れない場合，市販の自助具であるグリップの活用なども含め，歯ブラシのハンドル部分を太くした改良ブラシを検討します．

⑤一人で車椅子に移乗し，洗面所に移動できるにもかかわらず，手腕の麻痺によって可動域が少なく，市販の歯ブラシでは口腔内まで届かないため場合，歯ブラシのハンドル部分を長くした改良ブラシを検討します．また，関節リウマチの人は，たとえベッド上で寝たきり状態であっ

ても，改良ブラシによって歯を磨くことができることが多いです．
⑥一人で車椅子に移乗し，洗面所に移動できるにもかかわらず，振戦など手が震えることによって歯ブラシの保持が難しい場合，歯ブラシのハンドル部分を少し手ごたえのある重さにした改良ブラシを検討します．手の振戦は，パーキンソン病の人にみられます．
⑦歯ブラシを握って口腔内に挿入するが，手首の反転が十分にできず，毛先が同じ部位にしかあたらない場合，歯ブラシのシャンク部分を曲げて他の部位に毛先があたるようにした改良ブラシを検討します．
⑧一人で車椅子に移乗し，洗面所に移動できるにもかかわらず，片手に麻痺があることによって，歯ブラシを用いた義歯清掃ができない場合，義歯の清掃用の改良ブラシを検討します．
⑨当事者に応じて，電動歯ブラシの指導を行うことを検討します．

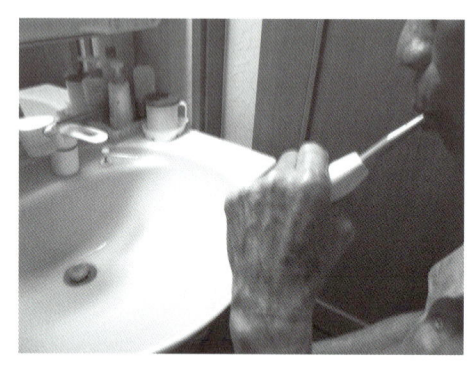

図5-2 グリップ（市販のもの）を付けた歯ブラシで歯磨きしているところ

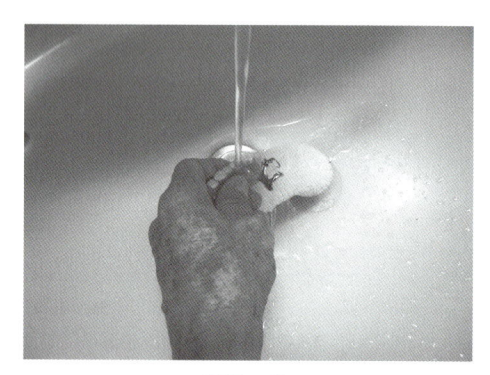

図5-3 吸盤付義歯用ブラシ（市販のもの）で義歯を清掃しているところ

6 注意したいこと

　当事者自身に「歯を磨く」という行動を反復させる支援，介助の実施，指導のなかでは，押し付けや苦痛にならないように気をつけます．当事者の障害を考慮しながら過剰指導や期待過剰に注意し，できないところをどのようにフォローしていくかを検討していく必要があります．
　また，種々のブラシの改良を考えるとき，手近な材料でコストを抑え，なおかつ安全と衛生面に配慮しなければなりません．

7 効果の確認

①一人で歯ブラシを持って磨く，磨けることによって，清掃効果のみならず自立という点においても意欲的になるという効果を上げた．
②歯磨きの習慣付けができ，日常生活の向上にもつながった．

③改良ブラシは自分のためのものであるという意識から，当事者が受診時以外にもその改良ブラシを喜んで見せにくるという予想外の出来事があった．
④退院後，義歯清掃用の改良ブラシを持ち帰り，自宅で義歯清掃を実施しているという報告があった．
⑤当事者のみならず，家族とも信頼関係が徐々に深まっていった．
⑥他職種の口腔ケア意識が高まり，口腔内の管理状態が向上し，褥瘡，潰瘍による疼痛を訴える当事者が減少した．
⑦家族の理解や協力が高まった．

8 まとめと課題

　支援者が病院や施設内で「歯磨き支援」を行うということは，単に歯磨きを担当するものではなく，そこで生活している当事者一人ひとりの歯科保健上の問題点を明確にして，日常生活での注意点を生活の現場に伝達することです．それには種々の障害の特徴を考慮し，口腔衛生の問題点を明確にしていかなければなりません．その上で，個人の歯磨き能力を把握し，最大限に引き出す指導を目指さなければならないと考えます．しかしながら，実際問題としてうがいすらできない当事者も数多くみられます．意思の疎通が困難なため，支援者の働きかけに対する理解度が把握しにくいという現状もあります．

　疼痛を主訴として歯科を受診する当事者の約5〜6割は，口腔清掃不良が原因となっています．また，そのほかの理由で来院する当事者であっても，治療を始める前に口腔清掃から始めなければならないほど，極端に清掃不良の人もまだまだ多くを占めます．このような状況のなかで，口腔清掃の不備からくる疾病の減少を目指し，歯科専門分野である歯科医師や歯科衛生士が他職種へ働きかけ，歯科保健に対する意識の向上に努める必要があります．

自助具や改良ブラシの工夫

　歯ブラシを少し工夫し改良したり，自助具を上手に用いることによって，当事者の歯磨きに対する意識や意欲が高まり，QOL向上につながることは十分に考えられます．ここでは，実用的な口腔ケアグッズとして使用可能なものを紹介していきましょう．

1 歯ブラシの改良

◆1◆ハンドル部分を太くした歯ブラシ

　歯ブラシを持つ把持力が弱く，市販の歯ブラシのハンドル部分では，細くて握りにくい，ある

いは握れないという場合，歯ブラシのハンドル部分を太くする改良を試みます．握りにくい，あるいは握れないというのは，脳梗塞後遺症や関節リウマチなど，筋の拘縮がみられる場合に多いです．

また，市販の歯ブラシを持って歯磨きをしようとしても，手が震えて歯ブラシを落としたり，あるいは安定しにくいという場合，歯ブラシのハンドル部分を少し重くする改良を試みます．これは，パーキンソン病の人にみられることが多いです．

当事者の手指の状態などを考慮して，どの方法で作製するのかを考えましょう．

● 用意するもの

歯ブラシ，太くするために用いるもの（グリップ，ビニールと輪ゴム，水道管ホース，スポンジのいずれか）

● 方法

図5−4は，歯ブラシのハンドル部分を太くした各種歯ブラシです．

①Aは，市販のグリップに歯ブラシを付けたものです．このグリップ（永山製）は永山製の歯ブラシ以外には付けられませんので注意が必要ですが，歯ブラシの種類が豊富なので，選択しやすいかもしれません．また，このグリップは少し重みがあるため，パーキンソン病の人などにお勧めです（図5−5も永山製のグリップと歯ブラシ）．

②Bは，持つところをビニールで巻き，輪ゴムでとめたものです．手軽に巻き付けられ，軽くて便利です．コストもほとんどかからずに安価に仕上がります．

③Cは，水道管の太さの違うホースを二重に重ねて作製したものです．水に強いのが特徴です．何度も使用できますが，歯ブラシから抜くのが難しい場合は，使い捨てで使用するとよいでしょう．

④Dは，スプーンを梱包する際に用いる内部が空洞になったスポンジです．歯ブラシの太さが細くてスポンジの穴の大きさにうまく合わないときは，歯ブラシをガーゼなどで一度巻いてからスポンジに挿すとでき上がります．

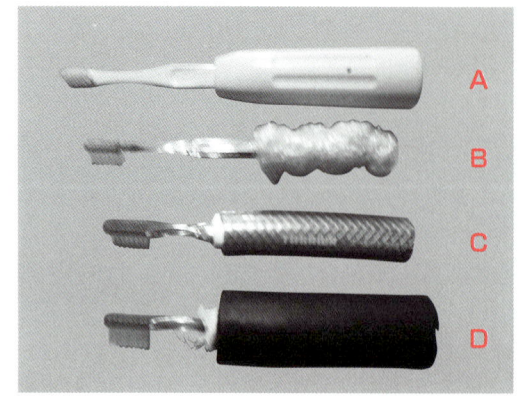

図5−4 ハンドル部分を太くした歯ブラシ　　図5−5 グリップと歯ブラシ

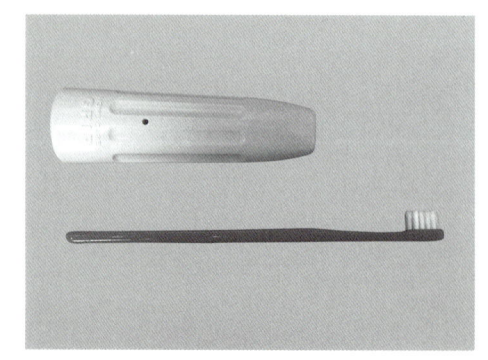

第5章 口腔清掃用具の工夫と作製方法

◆2◆ハンドル部分を長くした歯ブラシ

関節リウマチの人にみられることが多いのですが，腕の可動域が小さいために，市販の歯ブラシでは毛先が歯にあたらない，あるいはあたりにくいという場合，歯ブラシのハンドル部分を長くする改良を試みます（図5-6参照）．当事者の手指の運動範囲を考え，改良するハンドル部分の長さを決めましょう．長くしすぎると，微細な動きがしにくくなるので注意が必要です．

用意するもの
歯ブラシ，割りばし（長さによって必要な数を準備），ビニールテープ

方法
①歯ブラシのハンドル部分に，長さを確認しながら割りばしを添え，ビニールテープでとめていきます．
②写真下の歯ブラシのように，先に数カ所ビニールテープでとめてから，全体をテープで巻き付けるときれいに仕上がります．
③ビニールテープは，歯ブラシのハンドル部分が口腔内に入らない部分から巻きます．

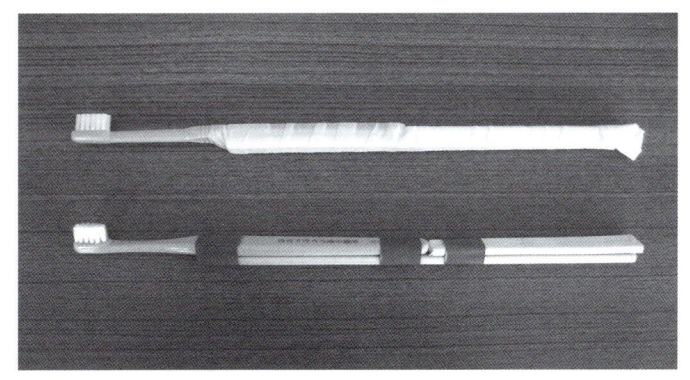

図5-6 ハンドル部分を長くした歯ブラシ
上は完成したもの．下は歯ブラシと割りばしをつないでテープでとめたところ

◆3◆シャンク部分を曲げた歯ブラシ

手や指の可動域が小さかったり手首の反転が困難な場合，歯ブラシの毛先が同じ歯にしかあたらないということがあります．その場合，歯ブラシのシャンク部分を曲げて改良を試みます（図5-7参照）．

用意するもの
歯ブラシ，ろうそく，ライター，アルミホイル

方法
①歯ブラシの毛先をアルミホイルで巻き，保護します．
②歯ブラシのシャンク部分にろうそくの火などをあて，軟らかくして曲げます（図5-8参照）．

③磨きたい歯に毛先があたるようにシャンク部分を曲げる角度を考え，曲げます．
④曲げた後，すぐに水で冷やし固めます．歯ブラシのシャンク部分を熱しすぎると溶けるので注意が必要です．

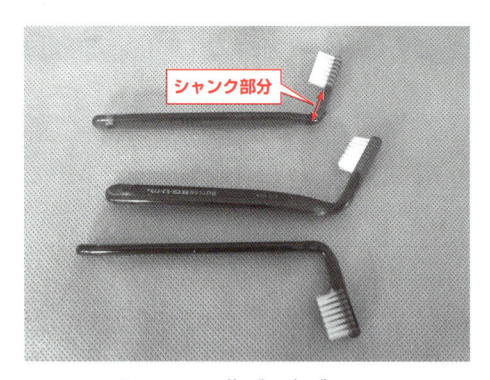

図5-7　曲げた歯ブラシ

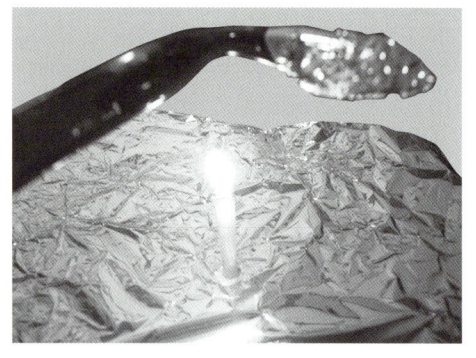

図5-8
歯ブラシのシャンク部分を曲げるため
熱しているところ

2　義歯用歯ブラシの改良

　片麻痺の場合，一方の手で義歯を持ち，もう一方の手で通常の義歯用歯ブラシを持つという行為は難しく，義歯を水道水で洗い流すだけになってしまうことがあります．吸盤付義歯用歯ブラシについては，第4章（p.78）もご参照ください．
　図5-9は，吸盤付義歯用歯ブラシです．右の吸盤付義歯用歯ブラシは市販のものです．左の吸盤付の歯ブラシは，木製の手洗いブラシに吸盤を釘で打ち付け作製したものです．作製する手間がかかりますが，市販のものより少し安価です．

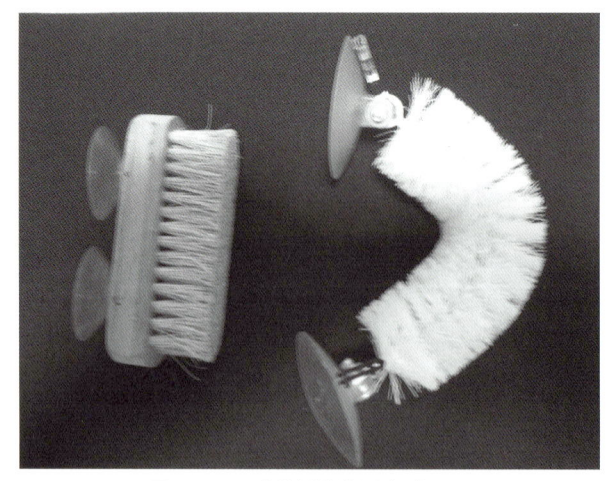

図5-9　吸盤付義歯用歯ブラシ

3 コップと吐き出し容器

　摂食・嚥下障害を有する場合，あるいはその疑いがある場合，うがい時には誤嚥の危険性があります．コップの中の水を口に含む際，コップを傾けるとともにあごが挙上し，そのときに水を誤嚥しやすくなります．特に，コップに入っている水の量が少ないと，水を口に入れるためのコップを傾ける角度が大きくなり，それに伴いあごの挙上も大きくなりますので，その危険性は増します．

　図5-10は市販のコップですが，鼻にあたらないよう一部が切り取られた形になっています．そのため，切り取らない側に口をつけると鼻にコップがあたりにくいので，あごを挙上する必要がなくなります．市販のコップをカッターなどでカットするのもよいでしょう．急ぐ場合は紙コップを用い，鼻にあたる部分をU形に切って対応します．

　うがいなど口腔内に含んだ水を吐き出す際，洗面所で吐き出せればよいのですが，体がうまく動かせない場合，あるいは洗面所以外の場所でうがいをする場合などは，吐き出す容器があると便利です．ガーグルベースンにはいろいろな種類がありますが，図5-11のように取っ手がついていると使いやすいでしょう．

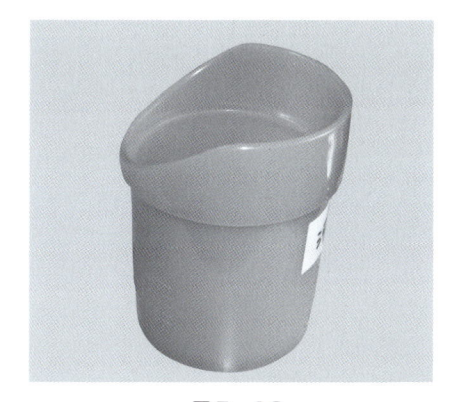

図5-10
鼻にあたる部分をカットしたコップ（市販のもの）

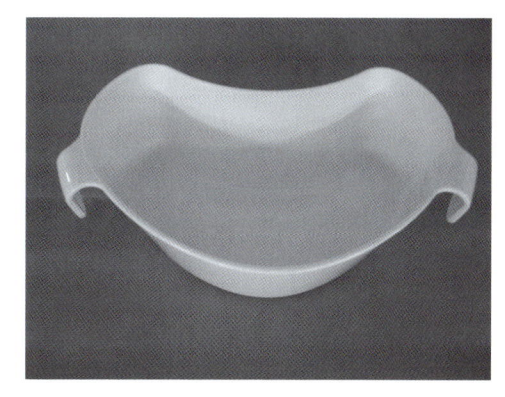

図5-11
ガーグルベースン（市販のもの）

実践編　改良ブラシを作製しよう

　製品によって，歯ブラシのハンドル部分の太さは若干異なります．市販されている歯ブラシで対応できるのであればわざわざ改良ブラシを作製する必要はないのですが，市販の歯ブラシでは対応できないという場合は，少し工夫が必要になります．

　学生の自由な発想は無限大で，楽しいグッズがたくさん誕生しました．実際にその改良したものを使用し，実用的かどうかも検討しました．実用可能なグッズは，高齢者施設で使用しています．そのうちのいくつかを紹介しますので，楽しい歯磨きタイムを目指しましょう．

やってみよう 1　歯ブラシの柄の部分の工夫

●紙粘土を使って（図5-12参照）

用意するもの
　歯ブラシ，紙粘土

方法
①市販の歯ブラシに紙粘土を巻き付ける．
②当事者に合わせて巻き付ける粘土を調整し，太さを考える．
③当事者の握る手の形に合わせて表面にくぼみを付ける．
④紙粘土を乾燥させる．
＊作製直後は，粘土が固まっていないため使用できません．

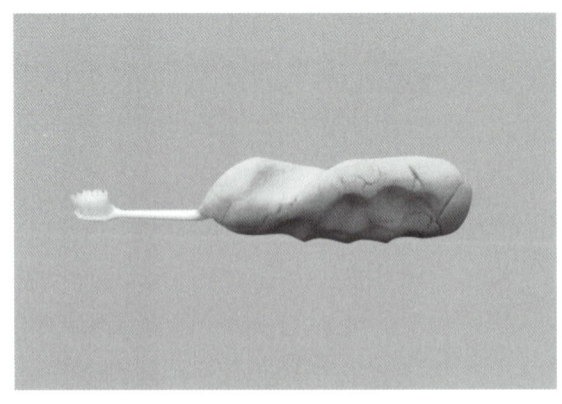

図5-12　紙粘土を使って工夫

第5章 口腔清掃用具の工夫と作製方法

● スポンジを使って（図5-13参照）

用意するもの

歯ブラシ，台所用スポンジ

方法

①市販の台所用スポンジを歯ブラシのハンドル部分の長さや大きさに合わせてカットする．

②市販の歯ブラシを①に差し込む．

＊特に接着剤は使用していません．

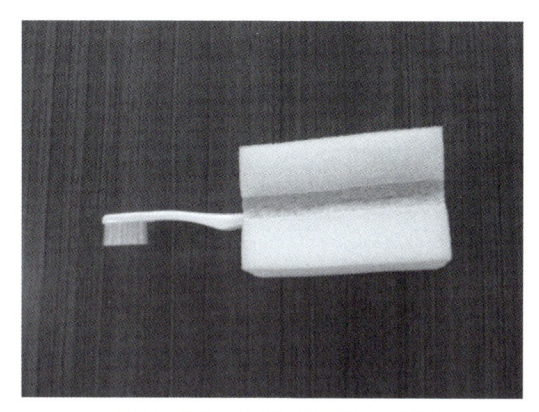

図5-13　スポンジを使って工夫

● 水道管ホースを使って1（図5-14参照）

用意するもの

歯ブラシ，水道管ホース，割りばし，ビニールテープ

方法

①歯ブラシのハンドル部分にビニールテープで割りばしを付けて長くする．

②その上から水道管ホースを差し込む．

＊長くしたい部分まで割りばしを付けておくと安定します．

● 水道管ホースを使って2（図5-15参照）

用意するもの

歯ブラシ，水道管ホース，割りばし，ビニールテープ

方法

①歯ブラシのハンドル部分にビニールテープで割りばしをつけて少し長くする．

②その上から水道管ホースを差し込む．

③水道管ホースを曲げ，ビニールテープで動かないように付ける．

＊水道管ホースで輪をつくったところに手を入れて使用します．

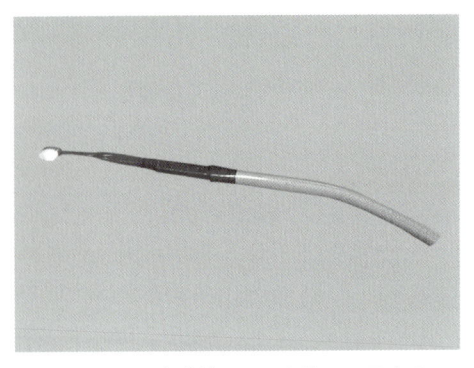

図5-14　水道管ホースを使って工夫1 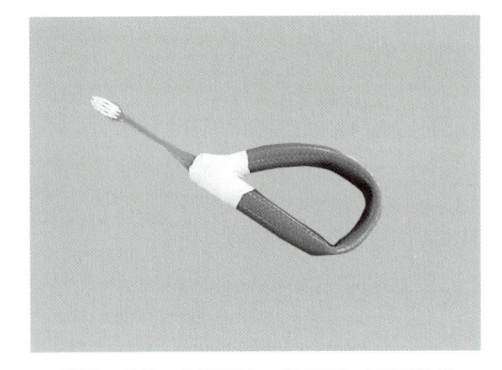　　　図5-15　水道管ホースを使って工夫2

● **割りばしを使って**（図5-16参照）
● **用意するもの**
　歯ブラシ，割りばし（長さによって必要な数を準備），ビニールテープ
● **方法**
　①割りばしを用いて，先に述べた方法（p.95，図5-6参照）で作製する．
　②仕上げのビニールテープを工夫して巻くと，好みの歯ブラシができる．
　＊図5-16は，赤白の各ビニールテープを割りばしに対して直角に巻いています．いろいろな
　　色のビニールテープを使って作製してみましょう．

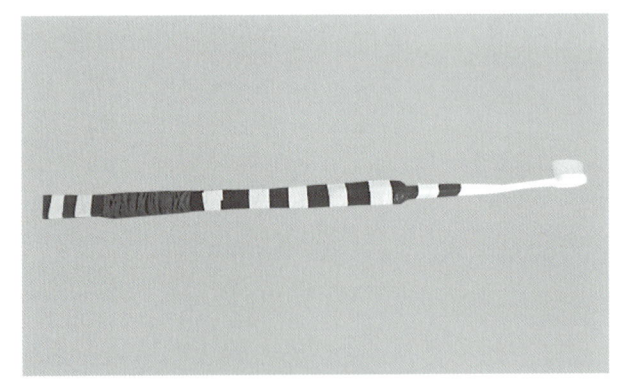

図5-16　割りばしを使って工夫

第5章 口腔清掃用具の工夫と作製方法

● 歯ブラシのシャンク部分を曲げる

用意するもの

360度歯ブラシ（p.75参照），ろうそく，ライター，アルミホイル

方法

①歯ブラシの毛先はアルミホイルで巻き，保護する．
②歯ブラシのシャンク部分にろうそくの火などをあて，軟らかくして曲げる．
＊シャンク部分はどの方向に曲げてもかまいません．あとは，先に述べた方法（p.96，図5－7，5－8参照）と同様です．

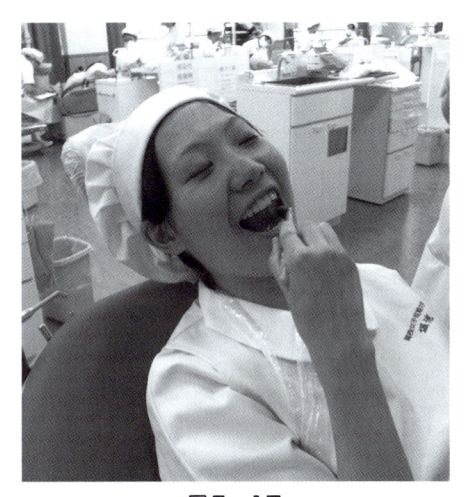

図5－17
作製した歯ブラシを使用しているところ

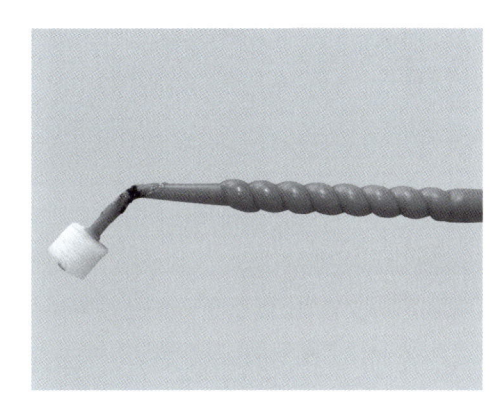

図5－18　360度歯ブラシを使って工夫

やってみよう ❷　手の部分に巻く工夫

歯ブラシを握る力が弱く，安定した力がかけられないような場合，歯ブラシを持った手にひもを巻いて固定すると安定します．

用意するもの

歯ブラシ，面ファスナー（マジックテープ®）付き補助ひも（市販のもの）

方法

①利き手に歯ブラシを持つ．
②非利き手で，補助ひもを手に巻き付ける．
＊自分でひもを巻けない場合は，他者が介助して巻きます．

101

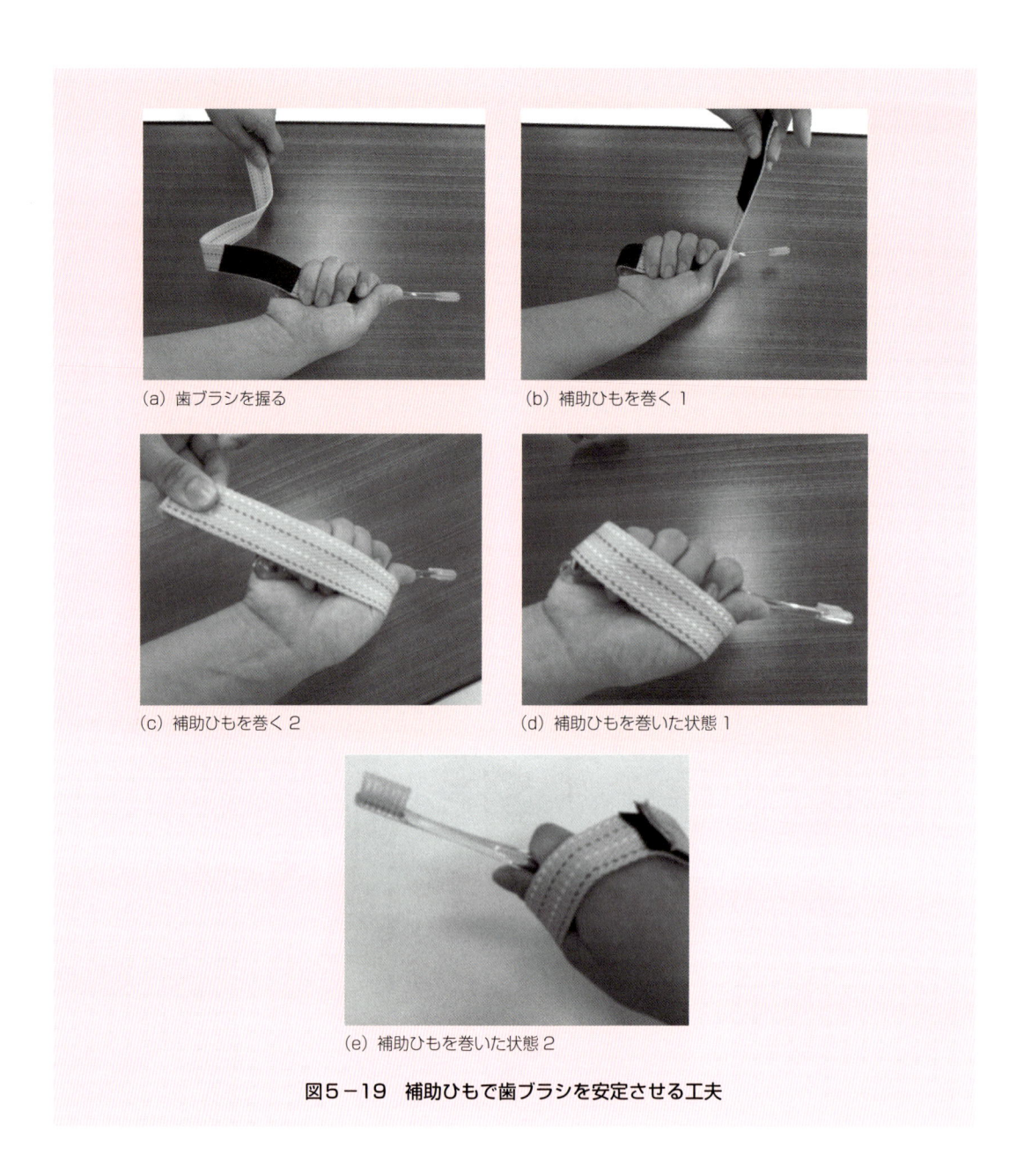

(a) 歯ブラシを握る　　　　　　　　　(b) 補助ひもを巻く1

(c) 補助ひもを巻く2　　　　　　　　(d) 補助ひもを巻いた状態1

(e) 補助ひもを巻いた状態2

図5-19　補助ひもで歯ブラシを安定させる工夫

やってみよう ❸　　義歯清掃用具の工夫

　義歯を清掃するには，両手を使う必要があります．吸盤付義歯用歯ブラシの，市販のものと作製したものを先に紹介しました（p.96，図5-9参照）．ここでは，吸盤とブラシを組み合わせて工夫したものを紹介します．すべて100円ショップのグッズを利用していますので，手軽につくれます．

第5章 口腔清掃用具の工夫と作製方法

● 吸盤とブラシの組み合わせ1

用意するもの

吸盤，ブラシ

方法

①図5-20(a)の吸盤にブラシを組み合わせる．

②吸盤にブラシの取っ手を掛けて完成（図5-20(b)参照）．

＊義歯清掃中，ブラシが動くので一方向から義歯を動かします．

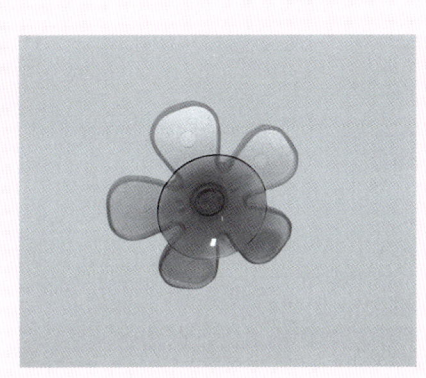

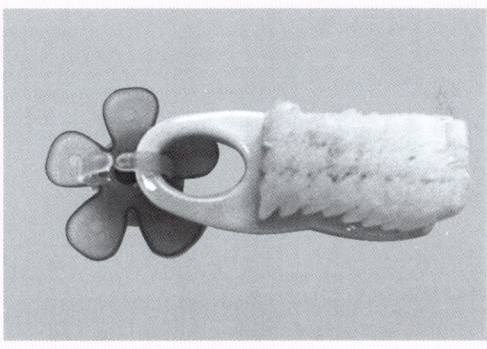

(a) 吸盤　　　　　　　　　　　(b) 吸盤にブラシの取っ手を掛けて完成

図5-20　吸盤とブラシの組み合わせ1

● 吸盤とブラシの組み合わせ2

用意するもの

吸盤，ブラシ

方法

①図5-21(a)の吸盤とブラシを組み合わせる．

②吸盤にブラシを付けて完成（図5-21(b)参照）．

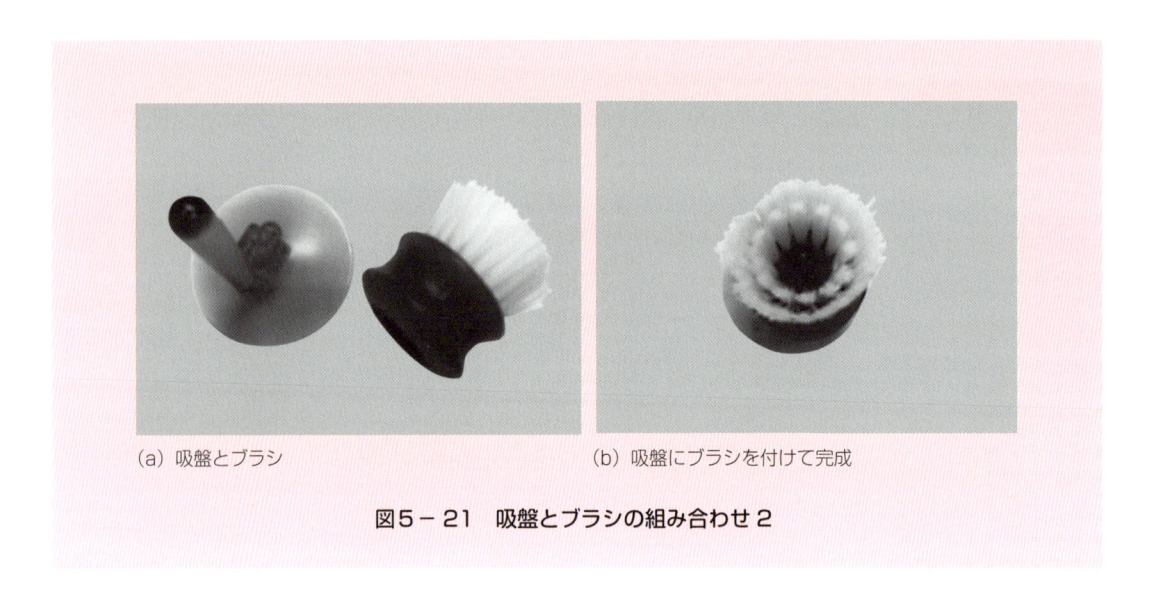

（a）吸盤とブラシ　　　　　　　　　　　　（b）吸盤にブラシを付けて完成

図5－21　吸盤とブラシの組み合わせ2

●吸盤とブラシの組み合わせ3
用意するもの
　吸盤，ブラシ
方法
①図5－22(a)の吸盤とブラシを組み合わせる．
②吸盤にブラシを付けて完成（図5－22(b)参照）．

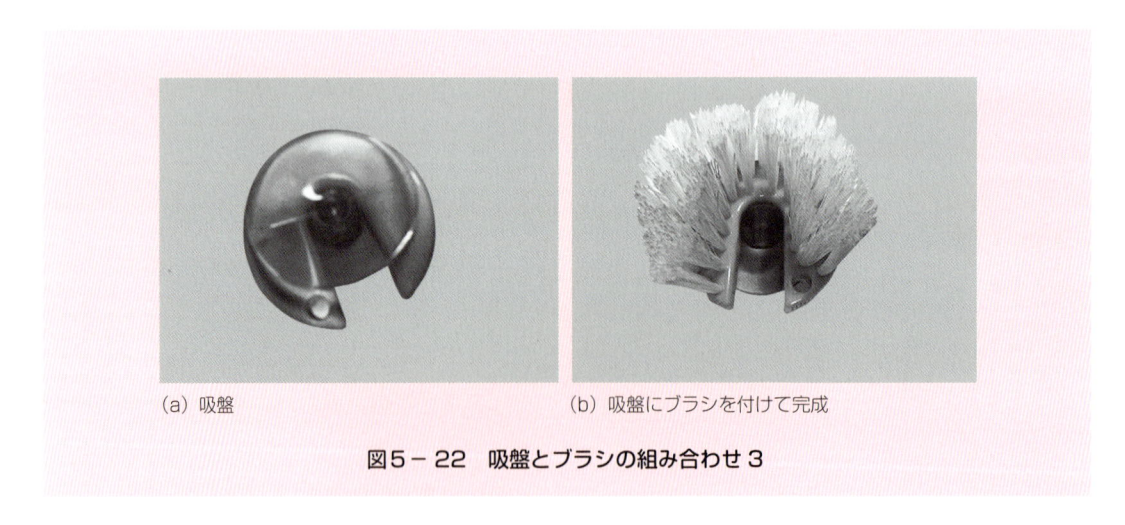

（a）吸盤　　　　　　　　　　　　　　　　（b）吸盤にブラシを付けて完成

図5－22　吸盤とブラシの組み合わせ3

　図5－23は，図5－21(a)の吸盤と図5－20(b)のブラシを組み合わせて工夫をしています．当事者の好みなどにも配慮すると受け入れてもらいやすいでしょう．

第5章 口腔清掃用具の工夫と作製方法

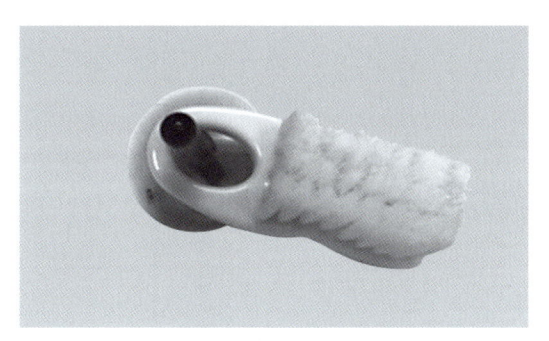

図5－23 吸盤とブラシの組み合わせの工夫

やってみよう ❹ その他（コップと吐き出し容器）の工夫

●紙コップを使って

　先に述べた市販のコップ（p.97，図5－10参照）がない場合，あるいはその場にプラスチックコップをカットする道具がない場合などは，紙コップで簡単に作製することができます．ただし，紙コップが握りにくい場合には注意が必要です．

　片麻痺の場合，コップと吐き出し容器（ガーグルベースンなど）の二つを同時に持つことは難しいので，吐き出し容器を首からかけておくと，他者がすぐに対応できて便利です．

　図5－24は，コップは自分で持ち，吐き出し容器は支援者が手で支えているところです．

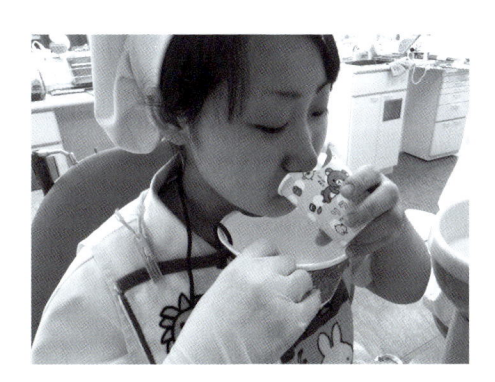

図5－24 工夫したコップと吐き出し容器を使ってうがいしているところ

●ペットボトルを使って

　用意するもの

　ペットボトル空容器（からようき）（500mL〜1.5L），はさみまたはカッターナイフ，ビニールテープ，（ライター），フェルトペン（油性）

　方法

①空のペットボトルの表面に，カットする部分をフェルトペンで印記する．

②印記部分に，はさみまたはカッターナイフで切り込みを入れる．
③印記に沿って，はさみまたはカッターナイフでカットする．
④カットした部分がギザギザになっているので，ビニールテープで補修する．
⑤カットした部分にビニールテープを巻いたら完成（図5－25参照）．
＊ビニールテープを巻かずに，カットしたギザギザ部分にライターの炎を一瞬あて，炎の熱でカットした部分を丸くしてもよいでしょう．
＊寝たきり状態の人がベッド上で使用するときは，ペットボトルが大きいほうが使いやすいでしょう．

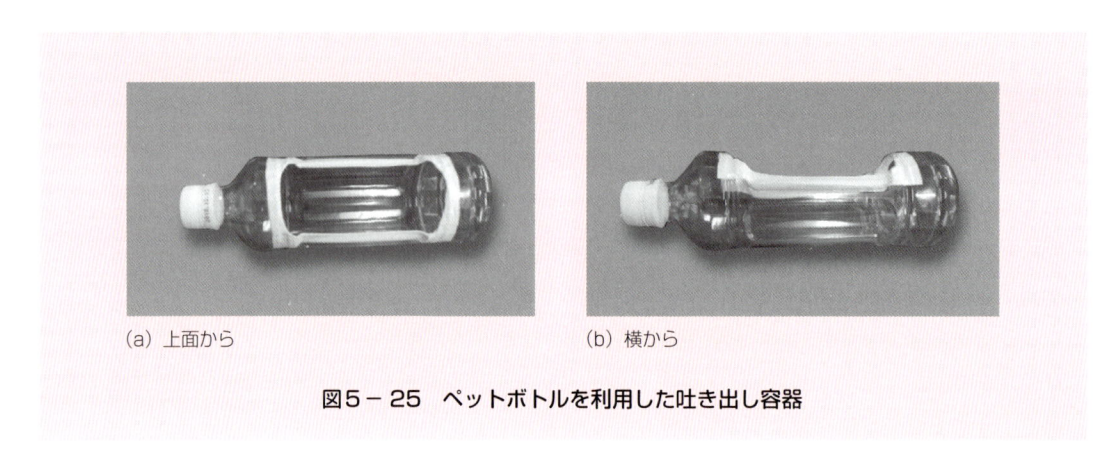

(a) 上面から　　　　(b) 横から

図5－25　ペットボトルを利用した吐き出し容器

　さまざまな介護用品が市販されていますが，清掃用具は一人ひとりに適したものがまだまだ不足しています．しかし，何もできなくなったと嘆いていた当事者が改良ブラシを用いることで，歯磨きが大好きになったという方とたくさん出会いました．少しの工夫で，できなかったことが"できる"に変わるのはすばらしいことです．

第 6 章

口腔清掃の評価と口腔機能の評価

第6章の要点

　加齢とともに，呼吸障害や消化管の運動機能障害が進行し，口腔周囲筋の協調運動障害，摂食・嚥下障害などを有することが多くなります．さらに，咳嗽反射の低下によって誤嚥性肺炎を起こしやすくなり，場合によっては生命の危機にさらされます．
　一方，口腔ケアは，歯科疾患の予防とともに呼吸器感染症の発症リスクを低下させる効果があります．口腔内の清潔を保つことは，さまざまな口腔機能の維持・向上に大きく関わっているのです．普段から，口腔清掃の状態や口腔機能の状態を把握し，予防を心がけることが非常に重要となります．
　第6章では，口腔清掃や口腔機能に関する評価の方法について紹介します．

口腔清掃の評価方法

　唾液は健康な成人で1日1〜1.5L分泌され，本来，自浄作用という働きをもっています．それによって，歯や口腔粘膜を保護したり，嚥下や発音をなめらかにしているのです．しかしながら，疾病や加齢によって口腔機能が低下したり，あるいは薬剤の服用による影響から唾液量の減少がみられると，口腔衛生が保ちにくくなります．また，視力の低下や上肢機能の低下，あるいは日常の歯磨きや口腔ケアが不十分であるなど，さまざまな要因によって口腔衛生状態が悪化してしまいます．一人ひとりに適した口腔清掃状態を把握するためには，口腔内の状況を観察したり，口腔内や義歯に関する清掃状況やその動作に関して評価することが必要です．

1　改訂BDR指標による評価

　厚生省（現厚生労働省）の「障害高齢者の日常生活自立度（寝たきり度）判定基準」にのっとって，1993（平成5）年に，口腔清掃の自立度が追加され「BDR指標（口腔清掃の自立度判定基準）」が作成されました．これは，口腔清掃の状態を歯磨き（Brushing），義歯着脱（Denture Wearing），うがい（Mouth Rinsing）の三つの動作の程度で判定しようとするもので，その後，介護予防に即した口腔清掃に関する評価として，改訂されました（表6-1参照）．
　なお，「障害高齢者の日常生活自立度（寝たきり度）判定基準」については，第4章（p.73，表4-2参照）で紹介しています．

第6章 口腔清掃の評価と口腔機能の評価

表6-1 改訂BDR指標（口腔清掃の自立度判定基準）

			自立			一部介助			全介助
BDR指標	B　歯磨き （Brushing）	a a1 a2	ほぼ自分で磨く ：移動して実施する ：寝床で実施する	b b1 b2	部分的には自分で磨く ：座位を保つ ：座位を保てない	c c1 c2	自分で磨けない ：座位、半座位をとる ：半座位もとれない
	D　義歯着脱 （Denture Wearing）	a	自分で着脱する	b	着脱のどちらかができる	c	自分ではまったく着脱しない
	R　うがい （Mouth Rinsing）	a	ぶくぶくうがいをする	b	水を口に含む程度はする	c	水を口に含むこともできない
口腔と義歯の清掃自立状況	自発性	a	自分から進んで清掃する	b	言われれば自分で清掃する	c	自発性はない
	習慣性	a a1 a2	毎日清掃する ：1日2回以上 ：1日1回程度	b b1 b2	ときどき清掃する ：週1回以上 ：週1回以下	c	ほとんど清掃していない
	有効性 （部位到達・操作・時間）	a	清掃具を的確に操作し口腔内をまんべんなく清掃できる	b	清掃部位への到達や刷掃動作など、一部の清掃行為で有効にできない傾向がある	c	清掃部位への到達や刷掃動作など、多くの清掃行為で有効にできていない

＜有効性の判定基準＞
主に以下の3点から観察
①清掃具（毛先）の基本的な部位到達性：有歯顎部位について上下前後左右内外への到達、義歯は裏表と鉤歯部位への到達性で判断
②基本的な操作性：全面での刷掃動作ができている．義歯では義歯洗浄剤の使用ができる
③適正な持続時間：おおむね歯牙もしくは義歯を清掃するにたる時間、清掃行為を持続することができる（最低約1分程度）

出所：厚生労働省「口腔機能の向上マニュアル」（2005年）

2　評価項目と観察ポイント

　高齢者や要介護者を支援するためには，一人ひとりに対するケアプランを立案する必要があります．その際，当事者を取り巻く各専門職種（主治医，歯科医師，看護師，介護職員，理学療法士，作業療法士，言語聴覚士，歯科衛生士，ケアマネジャーなど）が互いの専門性をもって評価をし，他職種間で情報を共有しなければなりません．また，要介護者の家族にも理解してもらえる内容であることが重要です．自立・支援や残存機能の維持・回復となるような口腔ケアを行うためには，チームアプローチを基本姿勢とし，各専門職種および当事者の家族に当事者の口腔内に関する情報を提供し，共有することが重要です．

　表6-2は，歯科衛生士が行う評価を示しています．口腔介護に関わる内容について必要があると考えた内容と改訂BDR指標の内容を検討し，わかりやすい言葉を用いて作成したものです．発音や食事に関する評価を少し追加しておくと口腔機能の評価にも役立つでしょう．また，一部介助については，第4章に示したFIM（p.64参照）の介助量の評価を参考に検討すると，きめ細かい介助内容が確認できます．

表6-2 歯科衛生士による評価

歯科衛生士による評価（初回　・　　　カ月）

評価日：平成　　年　　月　　日（　）
患者氏名：
担当歯科衛生士：

1	口腔疾患状況	□問題なし □歯が痛む □歯がぐらぐらする □歯ぐきに炎症がある □歯が抜けたままになっている □入れ歯が合わない □むし歯がある □口内炎がある □そのほか（　　　　　）	5	ぶくぶくうがい	□一人でできる □観察，誘導があればできる □水を間違って飲み込む □水を吐き出せない □不可能
			6	入れ歯の有無	□有（上・下），（総入れ歯・部分入れ歯） □無
			7	入れ歯の装着	□装着している □時々装着している □装着していない
2	口腔衛生状態	□問題なし □歯垢や食べかすが付いている □痰が付いている □よだれが出ている □歯石が付いている □入れ歯の内面に食べかすが多く付いている （入れ歯を使用している場合） □口臭がある □そのほか（　　　　　）	8	入れ歯の着脱	□一人でできる（声かけにより可能も含む） □外す／入れるのどちらかができる □全介助（　　　　　　　）
			9	入れ歯の清掃	□一人でできる □観察，誘導があればできる □自助具，改良ブラシを使えばできる □一部（点検，仕上げ磨き等も含む） ／全介助（　　　　　）
3	発音の状態	□問題なし □発音が不明瞭 □発語が困難 □そのほか（　　　　　）	10	入れ歯の保管	□一人でできる □一部（点検等も含む） ／全介助（　　　　　）
			11	食事形態	□経口（主：普・粥／副：普・刻み・ミキサー）ほか（　　　） □経管（鼻・胃）ほか（　　　）
4	歯ブラシの使い方	□一人でできる □観察，誘導があればできる □自助具，改良ブラシを使えばできる □一部（点検，仕上げ磨き等も含む） ／全介助（　　　　　）	12	食事の状態	□問題なし □食事介助が必要（　　　　　） □食べこぼすことがある □食事に30分以上の時間がかかる □食事中むせることがある □そのほか（　　　　　）

評価のまとめ：

短期目標（　カ月）	対　策	実施日／頻度	終了日	留意事項

長期目標（　カ月）	対　策	実施日／頻度	終了日	留意事項

考案者：濵元一美

第6章 口腔清掃の評価と口腔機能の評価

次に，表6-2に沿って，各々の項目に関する内容を説明します．

①口腔疾患状況

当事者の口腔内について，口腔内観察を行います．問題なし，歯が痛む，歯がぐらぐらする，歯ぐきに炎症がある，歯が抜けたままになっている，入れ歯が合わない，むし歯がある，口内炎がある，そのほかの項目について該当箇所をチェックします．（　）には，具体的な内容を記載します．

☐問題なし：以下の内容にあてはまる状況になく，特に問題ないと考える場合
☐歯が痛む：齲蝕（むし歯）や咬合関係の状況などから，歯に痛みを伴う場合
☐歯がぐらぐらする：歯周病によって，歯がぐらぐらと動揺している場合
　　　　　　　　　　補綴物（詰め物，被せ物）や歯の接着剤が外れそうになり，歯がぐらぐらしている場合
☐歯ぐきに炎症がある：歯肉に発赤や腫脹を認める場合
　　　　　　　　　　　歯肉から出血や排膿を認める場合
　　　　　　　　　　　傷がついている箇所を認める場合
☐歯が抜けたままになっている：歯が抜けたまま放置されている場合
　　　　　　　　　　　　　　　補綴物（被せ物）が外れている場合
☐入れ歯が合わない：義歯（入れ歯）がゆるい，きつい，合っていないなど，不適合の場合
　　　　　　　　　　義歯があたって痛いところがある場合
　　　　　　　　　　義歯のクラスプ（バネ）が変形している場合
☐むし歯がある：齲蝕を認める場合（痛みを伴う場合は「歯が痛む」もチェックする）
　　　　　　　　補綴物（詰め物）が外れている場合
　　　　　　　　残根状態を認める場合
☐口内炎がある：口腔内に口内炎を認める場合
☐そのほか：上記の項目以外

②口腔衛生状態

当事者の口腔内について，口腔内観察を行います．問題なし，歯垢や食べかすが付いている，痰が付いている，よだれが出ている，歯石が付いている，入れ歯の内面に食べかすが多く付いている（入れ歯を使用している場合），口臭がある，そのほかの項目について該当箇所をチェックします．（　）には，具体的な内容を記載します．

☐問題なし：以下の内容にあてはまる状況になく，特に問題ないと考える場合
☐歯垢や食べかすが付いている：歯，舌，粘膜の一部または全部に残渣を認める場合
☐痰が付いている：歯，舌，粘膜の一部または全部に痰の付着を認める場合

☐よだれが出ている：常時，よだれが流出している状態を認める場合
☐歯石が付いている：歯石（歯ブラシで取れない汚れ）の付着を認める場合
☐入れ歯の内面に食べかすが多く付いている：義歯の内面まで清掃不良を認める場合
　　　（入れ歯を使用している場合）　　　　義歯に歯石が付着している場合
☐口臭がある：齲蝕や歯周病によって，口腔内に不快なにおいを認める場合
　　　　　　　口腔内や義歯の清掃不良によって，口腔内に不快なにおいを認める場合
　　　　　　　口腔内乾燥や薬の副作用によって，口腔内に不快なにおいを認める場合
☐そのほか：上記の項目以外

③発音の状態

　当事者の発音の状態について，観察を行います．問題なし，発音が不明瞭，発語が困難，そのほかの項目について該当箇所をチェックします．（　）には，具体的な内容を記載します．

☐問題なし：以下の内容にあてはまる状態になく，特に問題ないと考える場合
☐発音が不明瞭：口唇，舌，頬の動きが悪いことによって，発音が不明瞭になっている場合
　　　　　　　　口腔内に欠損歯があることによって，発音が不明瞭になっている場合
　　　　　　　　義歯の不適合によって，発音が不明瞭になっている場合
☐発語が困難：言葉を発しようとするが発するのに時間を要する場合
　　　　　　　言葉を発しようとしても発することができない場合
☐そのほか：上記の項目以外

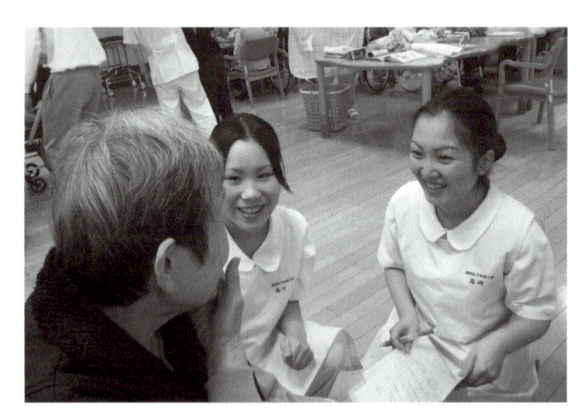

図6-1　会話を交わしながら日常の発音状態を観察

④歯ブラシの使い方

　当事者の歯磨き時の状態について，観察を行います．一人でできる，観察，誘導があればできる，自助具，改良ブラシを使えばできる，一部／全介助の項目について該当箇所をチェックします．（　）には，介助を要する内容を記載します．

第6章 口腔清掃の評価と口腔機能の評価

□一人でできる：自分で歯ブラシを持ち毛先を歯面にあて，隅々まで磨くことができる場合
□観察，誘導があればできる：歯磨きをすることを忘れていたり途中でやめたりしても，声かけや見守りなどによって，歯磨きができる場合
　　　　　　　　　　　　　洗面所に誘導したり，歯ブラシを持たせるなど，歯磨きに関する誘導を行えば歯磨きができる場合
□自助具，改良ブラシを使えばできる：自助具をつけることによって，歯磨きができる場合
　　　　　　　　　　　　　　　　　改良ブラシを使うことによって，歯磨きができる場合
□一部（点検，仕上げ磨き等も含む）／全介助（　　　　　）

＜一部介助＞
　自分で歯ブラシを持って歯を磨くが，隅々まで磨くことはなく，一部介助を要する場合
　おおむね自分で義歯を磨くが，点検や仕上げ磨きなどを要する場合
＜全介助＞
　自分で歯ブラシを持って歯を磨こうとするが，毛先が歯面にあたらず，残渣除去ができず，全介助を要する場合
　自分で歯ブラシを持って歯を磨こうとするが，ほとんど磨くことはなく，全介助を要する場合
　自分で歯ブラシを持つことができず，全介助を要する場合
　歯磨きを拒否することから，全介助を要する場合
＊一部介助または全介助のうち，該当するほうに○を付ける．

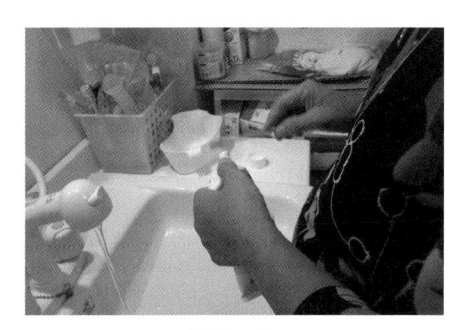

図6-2
一人で歯ブラシに歯磨剤を付けている様子

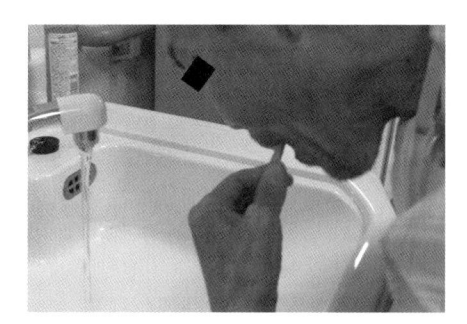

図6-3
左手（非利き手）訓練により一人で歯磨き可能

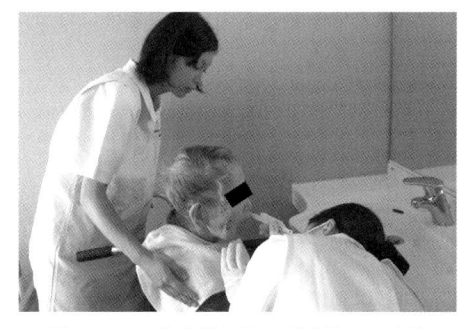

図6-4　磨き残しを一部介助にて実施

⑤ぶくぶくうがい

　当事者のぶくぶくうがい時について，観察を行います．一人でできる，観察，誘導があればできる，水を間違って飲み込む，水を吐き出せない，不可能の項目について該当箇所をチェックします．

☐一人でできる：自分でコップを持って頬をぶくぶく動かし水を吐き出すことができる場合
☐観察，誘導があればできる：コップに水を入れようとしない，コップを持ってうがいをしようとしないが，声かけや見守りによって，ぶくぶくうがいができる場合
☐水を間違って飲み込む：うがいの水を口腔内に含み，水を飲んでしまう場合
　　　　　　　　　　　　うがいの水を口腔内に含み，水を飲みながらむせる場合
☐水を吐き出せない：うがいの水を口腔内に含むことはできるが，吐き出せない場合
☐不可能：うがいの水を口腔内に含むことができない場合
　　　　　うがいの水によって，むせるまたはその疑いがある場合
　　　　　うがいに無反応な場合

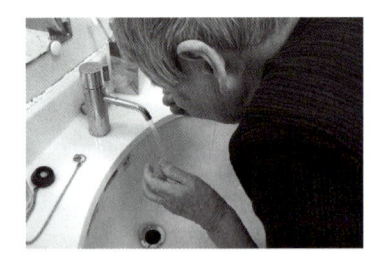

図6-5　コップを使用せず手に水をくんで一人でうがいを実施

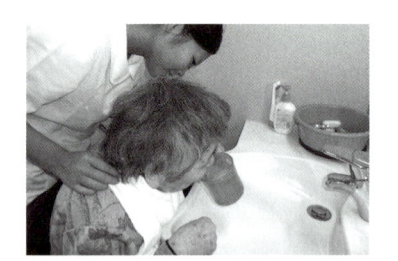

図6-6　誘導があればうがいを実施

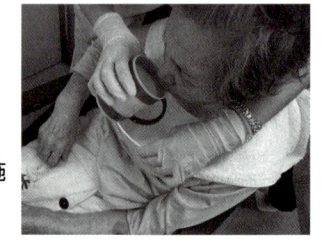

図6-7　誤嚥に注意を払い，全介助によってうがいを実施

⑥入れ歯の有無

　当事者が義歯をもっているかどうかを確認します．ここでは，装着しているかどうかについてを問うものではありません．入れ歯の有無，総入れ歯か部分床義歯かの項目について該当箇所をチェックします．部分床義歯は，いろいろな形態がありますのでよく観察します．

☐有：義歯をもっている場合．上顎用か下顎用か，総義歯（総入れ歯）か部分床義歯（部分入れ歯）かを観察する
☐無：義歯をもっていない場合

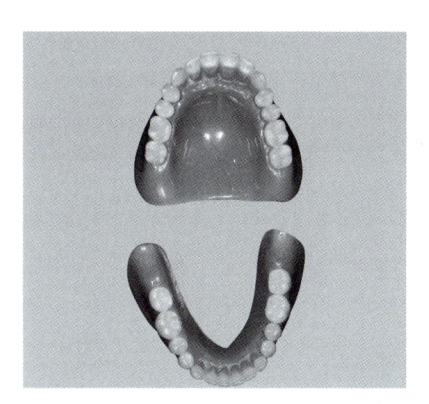

図6-8　上下総義歯（全部床義歯）　　図6-9　上下部分床義歯

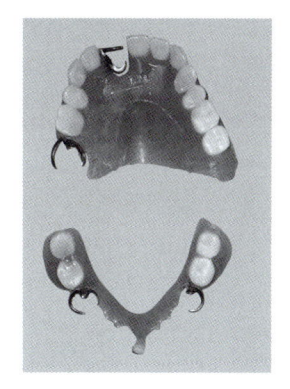

⑦入れ歯の装着

　当事者が義歯を装着しているかどうかについて，観察します．装着している，時々装着している，装着していない，の項目について該当箇所をチェックします．

☐装着している：義歯を，常時装着している場合
☐時々装着している：義歯を，外したり装着したりしている場合
☐装着していない：義歯をもっているが，まったく装着していない場合

⑧入れ歯の着脱

　当事者の義歯の着脱について，観察します．一人でできる（声かけにより可能も含む），外す／入れるのどちらかができる，全介助の項目について該当箇所をチェックします．（　）には，介助を要する内容を記載します．

☐一人でできる（声かけにより可能も含む）：自分で義歯の着脱について，どちらもできる場合
☐外す／入れるのどちらかができる：自分で義歯を外す，あるいは入れるのどちらかができる場合
＊外す／入れるのうち，該当するほうに○を付ける．
☐全介助（　　）：自分で義歯を外すことも，入れることもどちらもできず，全介助を要する場合

⑨入れ歯の清掃

　当事者の義歯の清掃状態について，観察を行います．一人でできる，観察，誘導があればできる，自助具，改良ブラシを使えばできる，一部（点検，仕上げ磨き等も含む）／全介助の項目について該当箇所をチェックします．（　）には，介助を要する内容を記載します．義歯を義歯専用歯ブラシで清掃するか，歯ブラシで清掃するかにかかわらず，清掃能力を確認します．

□一人でできる：自分で一方の手に義歯を持ち，もう一方の手に歯ブラシを持ち，毛先を義歯の表面，内面，クラスプなどにあて，ていねいに磨くことができる場合
□観察，誘導があればできる：義歯を磨くことを忘れていたり途中でやめたりしても，声かけや見守りなどによって，歯磨きができる場合　洗面所に誘導したり，歯ブラシを持たせるなど，歯磨きに関する誘導を行えば義歯を磨くことができる場合
□自助具，改良ブラシを使えばできる：自助具をつけることによって，義歯を磨くことができる場合
　　　　　　　　　　　　　　　　　改良ブラシを使うことによって，義歯を磨くことができる場合
□一部（点検，仕上げ磨き等も含む）／全介助（　　　　　）

＜一部介助＞
　一方の手で義歯を持ち，もう一方の手に歯ブラシを持ち動かすが，義歯の表面，内面，クラスプなど，隅々まで磨くことができず，一部介助を要する場合
　おおむね自分で義歯を磨くが，点検や仕上げ磨き等を要する場合
＜全介助＞
　自分で歯ブラシを持って義歯を磨こうとするが，毛先が歯面にあたらないために残渣の除去ができず，全介助を要する場合
　自分で歯ブラシを持って義歯を磨こうとするが，ほとんど磨くことはなく，全介助を要する場合
　自分で歯ブラシや義歯を持つことができず，全介助を要する場合
　義歯清掃を拒否することから，全介助を要する場合
＊一部介助または全介助のうち，該当するほうに○を付ける．

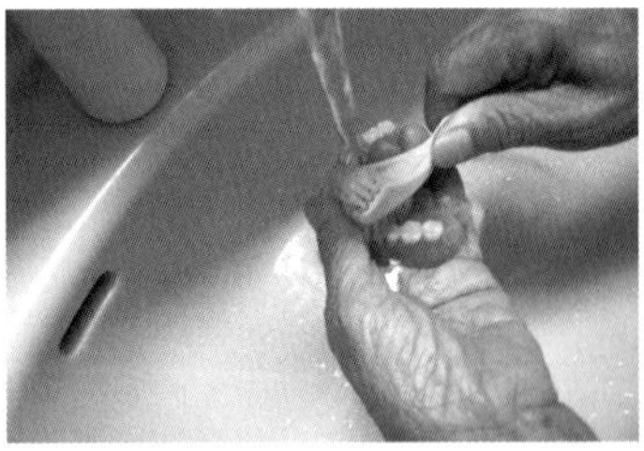

図6-10　義歯専用歯ブラシで，一人で義歯清掃を実施

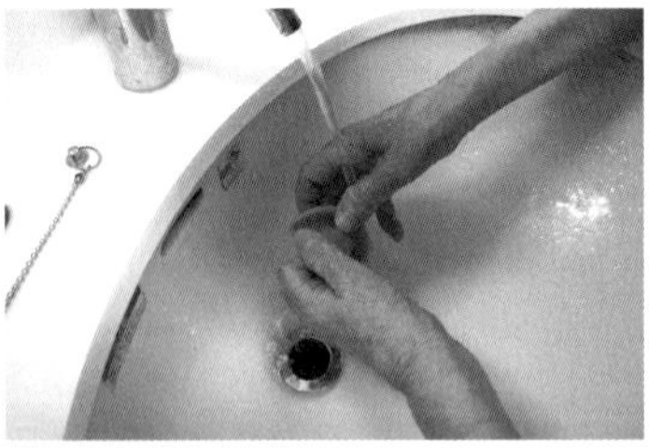

図6-11　歯ブラシを使用せず指で義歯清掃を実施
歯ブラシで義歯清掃することを忘れ，声かけがないと指で洗う

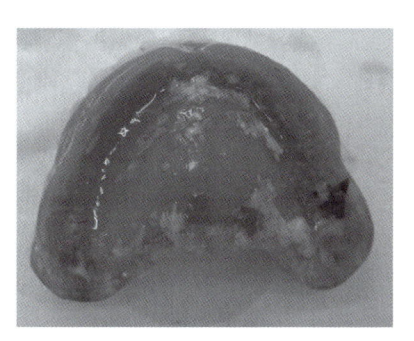

図6-12 義歯裏面の汚れた状態

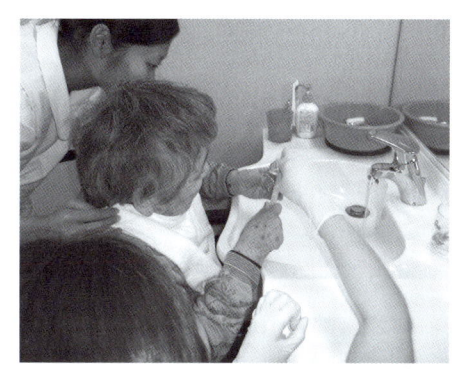

図6-13 義歯の裏面の磨き方を指導中

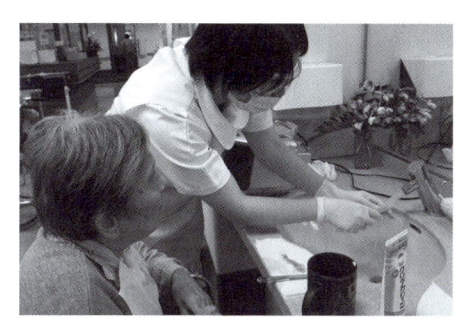

図6-14 全介助で義歯の清掃を行っているところ

⑩入れ歯の保管

当事者の義歯の保管について，確認します．一人でできる，一部（点検等も含む）／全介助の項目について該当箇所をチェックします．（　）には，介助を要する内容を記載します．

□一人でできる：寝る前などに自分で義歯を外し，清掃後，水を入れた容器に漬けることができる場合
□一部（点検等も含む）／全介助（　　　　　）

＜一部介助＞

　寝る前などに自分で義歯を外す，清掃する，水を入れた容器に漬けるのうち，一部に介助を要する場合

＜全介助＞

　寝る前などに自分で義歯を外す，清掃する，水を入れた容器に漬けるのすべてに全介助を要する場合

＊一部介助または全介助のうち，該当するほうに○を付けます．

⑪食事形態

　当事者の食事の形態について，確認します．経口摂取であれば，主食は普通食か粥(かゆ)，副食は普通食，あるいは刻み食かミキサー食かを，それぞれ該当箇所をチェックします．経管栄養であれば，鼻か胃かそれぞれ該当箇所をチェックします．（　）には，具体的な内容を記載します．

□経口（主：普・粥／副：普・刻み・ミキサー），ほか：
　　　　　　　　口から飲食物を摂取し栄養をとっている場合
　　　　　　　　主食が普通食，あるいは粥かを選択
　　　　　　　　副食が普通食あるいは，刻み食かミキサー食かを選択
　　　　　　　　ほかには，増粘剤などの使用があれば（　）に記載
□経管（鼻・胃），ほか：管を用いて栄養をとっている場合
　　　　　　　　鼻に管が入っている経鼻経管の場合は鼻，胃に管が入っている胃ろうの場合は胃を選択
　　　　　　　　ほかには，点滴などの方法があれば（　）に記載

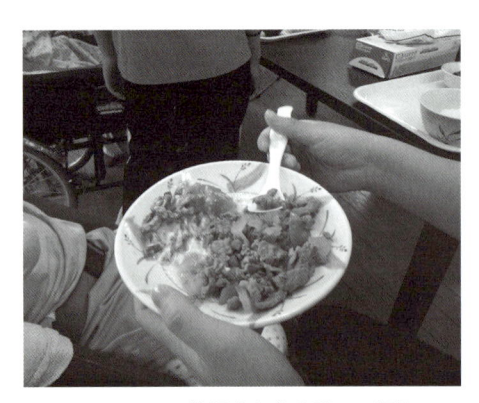

図6-15　普通食を全介助にて摂取　　　　図6-16　胃ろうの部分

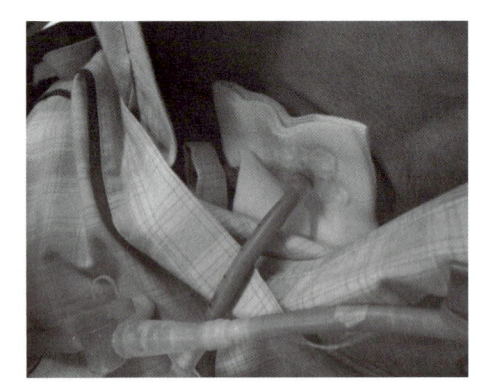

⑫食事の状態

　当事者の食事の状態について，観察，あるいは確認します．問題なし，食事介助が必要，食べこぼすことがある，食事に30分以上の時間がかかる，食事中にむせることがある，そのほかの項目について該当箇所をチェックします．（　）には，具体的な内容を記載します．

□問題なし：以下の内容にあてはまる状況になく，特に問題ないと考える場合
□食事介助が必要：手指などの身体的な状態によって，介助を要する場合
　　　　　　　　歯や義歯などの状態によってよくかめず，介助を要する場合
　　　　　　　　飲食物の取り込みや飲み込みがうまくいかず，介助を要する場合
□食べこぼすことがある：手指の震えなどがあり，うまく口に運べない場合

　　　　　　　　　歯や義歯などの状態が悪く，口腔内の飲食物が出てくる場合
　　　　　　　　　飲食物の取り込みや飲み込みが悪く，口腔内の飲食物が出てくる場合
□食事に30分以上の時間がかかる：歯や義歯などの状態が悪く，30分以上の時間を要する場合
　　　　　　　　　　　　　　　食欲がなく，30分以上の時間を要する場合
　　　　　　　　　　　　　　　飲食物の取り込みや飲み込みが悪く，口腔内に飲食物が残り30分以上の時間を要する場合
　　　　　　　　　　　　　　　むせによって，食事が進まず30分以上の時間を要する場合
□食事中むせることがある：食事中，時々むせによる咳を認める場合
　　　　　　　　　　　　食事中，常時むせによる咳を認める場合
□そのほか（　　）：上記の項目以外

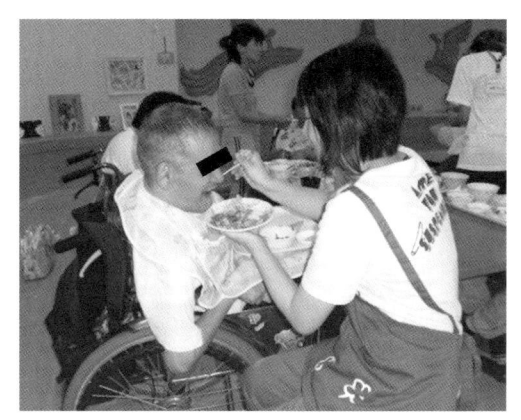

図6-17　全介助で食事をしているところ

　口腔清掃に関する評価では，口腔内の歯や舌，粘膜を観察し，歯磨きやうがいの様子，義歯についての情報も確認しました．また，発音や食事に関する項目をいくつか設けることによって，口腔機能の評価にもつながってきます．

　さまざまな評価結果から，それぞれの不具合なところが明らかになりますが，一度にすべてを改善することができるというものではありません．まずは，当事者やその家族の要望を確認することが大切です．その上で，歯科衛生士（歯科関係職種）として短期目標（1カ月内）を定め，さらに3～6カ月くらいを目安に長期目標を設定します．各専門職が単独で目標を設定するだけではなく，チームで総合的に生活全体を支援することが重要です．

口腔機能の評価方法

　口腔周囲筋の機能に不調和が生じると，口腔のもつ基本的な機能に問題が出てきます．口腔周囲筋機能の不調和については，早くから矯正歯科や小児歯科の分野で口腔筋機能療法（舌突出癖のトレーニングなど）が行われてきました．嚥下障害や構音障害が重篤（じゅうとく）な場合は，生命の危機に至ったり社会生活を営む上で困難を伴うことがあるため，最近では咀嚼，嚥下，発音，呼吸など，口腔機能が重要視されるようになってきました．ここでは，口腔の運動機能，咀嚼力，嚥下機能などを中心とした口腔機能の評価項目に沿って，評価の方法を紹介します．

1　口腔運動機能評価

　口腔運動機能の評価は，運動の範囲，運動の力，運動速度，運動の巧緻性（こうち）（巧みさ），耐久性をみます（表6-3参照）．

◆1◆運動の範囲の評価

　表6-3の口腔機能の評価のうち，「①舌の突出」〜「⑤口唇を引く」が該当し，単発的な自動運動時における舌，口唇，下顎に関する運動の範囲を評価します．その際，速度や上手か下手かなどの要素は含まないものとし，評価をします．また，一側に機能不全がみられる場合は，患側で評価をし，両側に機能不全がみられる場合は，機能不全のより著しい側で評価をします．

　また，これらの評価は，いずれも肢位は座位とし，施行回数は2回とします．

①舌の突出

　実施方法は，開口位で舌を前方に突出します．

　当事者を椅子に座らせ，「舌を前に出してください」と伝え，舌尖（ぜっせん）の運動範囲を評価します．その際，明らかに下顎の代償的な前方運動（あごを突き出す動作）がみられる場合は，手指で抑制します．判定基準は，「0　動かない」〜「3　舌尖を下唇より偏位することなく前方に突出できる」とします．

②舌の右移動

　実施方法は，開口位で舌尖を右口角にまで移動します（図6-18(a)参照）．

　当事者を椅子に座らせ，舌の右口角に舌圧子で触れながら「舌で，ここ（口角）をなめてください」と伝え，舌尖の運動範囲を評価します．その際，明らかに下顎の代償的な側方運動がみられる場合は，手指で抑制します．判定基準は，「0　動かない」〜「3　舌尖が口角にまで達する」とします．歯磨き後に行う場合には，舌圧子の代わりにきれいに洗った歯ブラシのハンドル部分を使うと便利です．

表6-3 口腔機能の評価

項目	実施方法	判定基準	
1. 口腔運動機能			
(1) 運動の範囲			
① 舌の突出	開口位で舌を前方に突出する	0 1 2 3	動かない 舌尖を下顎前歯列上まで突出できる 舌尖を下唇上まで突出できる 舌尖を下唇より偏位することなく前方に突出できる
② 舌の右移動	開口位で舌尖を右口角にまで移動する	0 1 2 3	動かない 舌尖の移動距離が正中位から口角間の1/2未満 舌尖の移動距離が正中位から口角間の1/2以上 舌尖が口角にまで達する
③ 舌の左移動	開口位で舌尖を左口角にまで移動する	0 1 2 3	動かない 舌尖の移動距離が正中位から口角間の1/2未満 舌尖の移動距離が正中位から口角間の1/2以上 舌尖が口角にまで達する
④ 口唇の突出	上下唇をできるだけ明確に前方に突出する	0 1 2 3	動かない 著しく突出の程度が小さい 若干突出の程度が小さい 明確に突出することができる
⑤ 口唇を引く	上下唇をできるだけ明確に左右に引く	0 1 2 3	動かない 著しく引きの程度が小さい 若干引きの程度が小さい 明確に引くことができる
(2) 運動の力, 運動速度, 運動の巧緻性			
⑥ 舌の突出⇔後退	開口位で舌の前方突出と後退運動の往復移動をできるだけ速く反復する	0 1 2 3	0(舌尖が下顎より前方に突出しない) 1.0回未満 1.0回以上2.0回未満 2.0回以上 ＊1秒間の単位に算出した回数
⑦ 舌の右移動⇔舌の左移動	開口位で舌尖の左右口角間の往復移動をできるだけ速く反復する	0 1 2 3	0(舌尖が左右の口角まで達しない) 1.0回未満 1.0回以上2.0回未満 2.0回以上 ＊1秒間の単位に算出した回数
⑧ うがいテスト 1) リンシング(ぶくぶくうがい)テスト	口腔内に水を含み口唇を閉じぶくぶくする	0 1 2 3 4	測定不能 水を飲んでしまう,水が鼻に回る 口角から大量の水がこぼれる 口角から少量の水がこぼれる(口角がぬれる) できる
2) ガーグリング(ガラガラうがい)テスト	口腔内に水を含み,頸部を後屈させガラガラする	0 1 2 3 4	測定不能 むせてできない むせる 水を少し飲んでしまう できる
⑨ オーラル・ディアドコキネシス 1) /pa/の交互反復 2) /ta/の交互反復 3) /ka/の交互反復 4) /pa//ta//ka/の交互反復	/pa/をできるだけ速く反復する /ta/をできるだけ速く反復する /ka/をできるだけ速く反復する /pa//ta//ka/をできるだけ速く反復する	/pa/ ( )回/秒 /ta/ ( )回/秒 /ka/ ( )回/秒 /pa//ta//ka/ ( )回/秒	

項目	実施方法		判定基準
2．咀嚼機能			
⑩ 咬合力評価	1. デンタルプレスケールを下顎の歯列に合わせ，口を閉じ3秒間しっかりかみしめる 2. 印記されたものを専用機器で解析する	平均	咬合力：単位 N（ニュートン）．歯列全体にかかっている咬合力をあわせた値を表す．kgに換算し，おおむね自分の体重くらいの咬合力をもっている ＊個人差あり
⑪ 咀嚼力評価	専用の判定ガムを60回かむ （著しく咀嚼能力が低下している場合は100回かむ）	1 2 3 4 5	緑色 黄色 ライトピンク ピンク レッドピンク ＊数字が大きくなるほどよくかめている
3．嚥下機能			
⑫ 反復唾液嚥下テスト（RSST）	30秒間できるだけ何回も唾液を飲み込むことを繰り返す （異常あり：3回未満）		回数（　　　）回
⑬ 改訂水飲みテスト（MWST）	1. 冷水3mLを嚥下してもらい，嚥下反射誘発の有無，むせ，呼吸の変化を評価する 2. 冷水3mLの嚥下が可能な場合，さらに2回嚥下運動を追加して評価する 3. 得点が4以上の場合，最大2回繰り返し（合計3回）行い評価する ＊いずれも最も悪い評価点を記載する	0 1 2 3 4 5	判定不能，口から出す，無反応 嚥下なし，むせまたは呼吸変化を伴う 嚥下あり，呼吸変化を伴う（Silent aspirationの疑い） 嚥下あり，呼吸変化はないが，むせまたは湿性嗄声を伴う 嚥下あり，呼吸変化なし，むせ，湿性嗄声なし 4の症状に加え，追加嚥下運動（空嚥下）が30秒以内に2回以上可能
⑭ フードテスト（FT）	1. ティースプーン1杯（4g）のプリンなどを嚥下してもらい，その状態を観察し，嚥下反射誘発の有無，むせ，呼吸の変化を評価する 2. 嚥下が可能な場合，さらに2回嚥下運動を追加して評価する 3. 得点が4以上の場合，最大3回まで施行して評価する ＊いずれも最も悪い評価点を記載する	0 1 2 3 4 5	判定不能，口から出す，無反応 嚥下なし，むせまたは呼吸変化を伴う 嚥下あり，呼吸変化を伴う（Silent aspirationの疑い） 嚥下あり，呼吸変化はないが，むせまたは湿性嗄声や中等度の口腔内残留を伴う 嚥下あり，呼吸変化なし，むせ，湿性嗄声なし，追加嚥下で口腔内残留はほぼなし 4の症状に加え，追加嚥下運動（空嚥下）が30秒以内に2回以上可能

文献12）24）35）を参考に筆者が作成

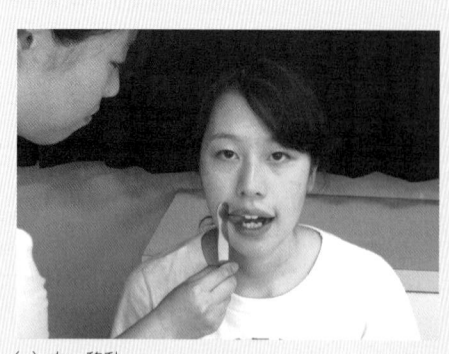

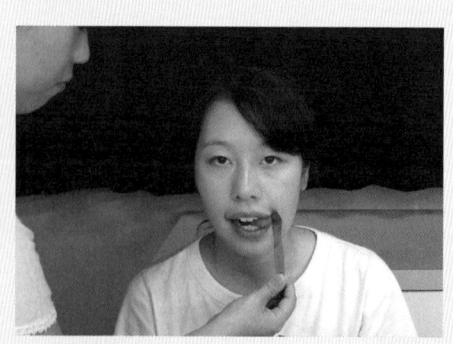

(a) 右へ移動　　(b) 左へ移動

図6-18　舌の移動

③舌の左移動

次に，舌尖を左口角にまで移動します（図6-18(b)参照）．

当事者を椅子に座らせ，舌の左口角を舌圧子で触れながら「舌で，ここ（口角）をなめてください」と伝え，舌尖の運動範囲を評価します．②の右移動を左移動に変え，②と同様に実施します．

④口唇の突出

実施方法は，上下唇をできるだけ明確に前方に突出します（図6-19(a)参照）．

当事者を椅子に座らせ，「うーと言いながら，唇をできるだけ前に突き出してください」と伝え，口唇の運動範囲を評価します．その際，健側と患側の対称性に留意し，患側の運動範囲を判定します．判定基準は，「0　動かない」〜「3　明確に突出することができる」とします．

⑤口唇を引く

実施方法は，上下唇をできるだけ明確に左右に引きます（図6-19(b)参照）．

当事者を椅子に座らせ，「いーと言いながら，唇をできるだけ横に引いてください」と伝え，口唇の運動範囲を評価します．その際，健側と患側の対称性に留意し，患側の運動範囲を判定します．判定基準は，「0　動かない」〜「3　明確に引くことができる」とします．

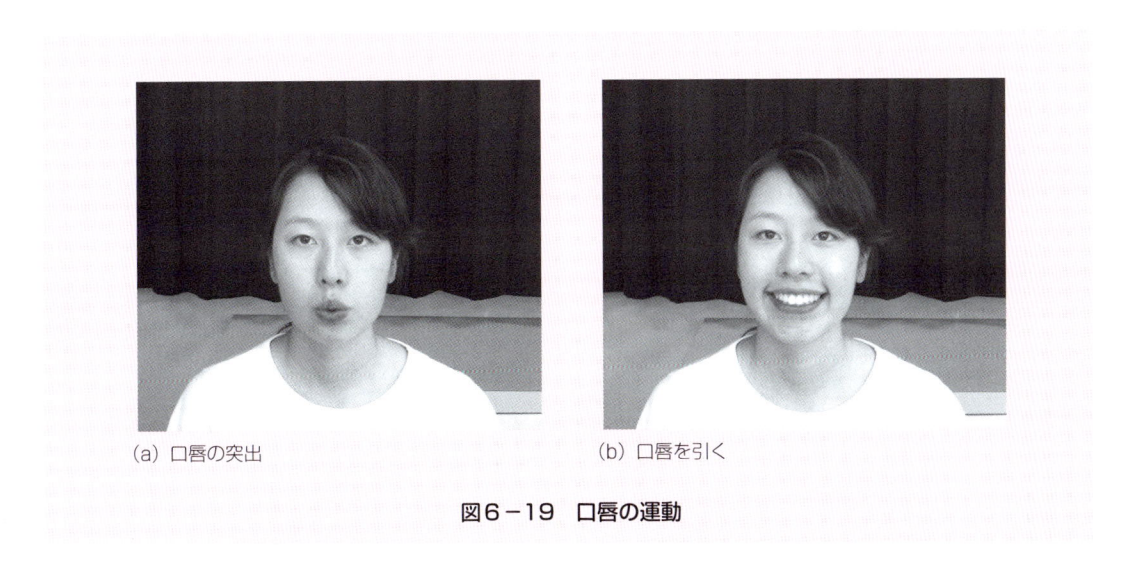

(a) 口唇の突出　　(b) 口唇を引く

図6-19　口唇の運動

そのほか，舌の挙上や口唇の閉鎖状態を観察し，舌や口唇の運動範囲を評価するとよいでしょう．

◆2◆ 運動の力，運動速度，運動の巧緻性

　表6-3の口腔機能の評価のうち，「⑥舌の突出⇔後退」～「⑨オーラル・ディアドコキネシス」が該当し，交互反復運動時における舌，口唇，下顎に関する運動速度を評価します．その際，運動範囲や方向などの要素は含まないものとし，評価をします．なお，明らかに運動範囲が小さかったり方向に誤りがある場合は，注意をし，促すようにします．

　各運動は反復回数を基準とし，1秒間の平均値を算出します．患側で評価をし，両側に機能不全がみられる場合は，機能不全のより著しい側で評価をします．

　また，これらの評価は，いずれも肢位は座位とし，施行回数は2回とします．当事者の状態によっては，続けて2回実施できない場合もあるかもしれません．

⑥舌の突出⇔後退

　実施方法は，開口位で舌の前方突出と後退運動の反復運動をできるだけ速く反復します．

　当事者を椅子に座らせ，「舌を出したり引っ込めたりを，できるだけ速く繰り返してください」と伝え，舌尖が下唇より前方に突出すれば1回とし，回数を測定します．その際，口は開けたままでかまわないことも伝えておきましょう．5秒間実施し，1秒間の平均値で判定します．

　判定基準は，「0　0（舌尖が下顎より前方に突出しない）」～「3　2.0回以上」とします．

⑦舌の右移動⇔舌の左移動

　実施方法は，開口位で舌尖の左右口角間の往復移動をできるだけ速く反復します．

　当事者を椅子に座らせ，舌圧子で左右の口角に触れながら，「舌でここ（右口角）をなめてください．次に（左口角）をなめてください．この左右の移動を，できるだけ速く繰り返してください」と伝え，舌尖が左右の口角間を往復して1回とし，回数を測定します．5秒間実施し，1秒間の平均値で，評価します．

　判定基準は，「0　0（舌尖が左右の口角まで達しない）」～「3　2.0回以上」とします．

⑧うがいテスト
1）リンシング（ぶくぶくうがい）テスト

　ぶくぶくうがいは，口唇が閉じられること，そして舌口蓋閉鎖（ぜっこうがい）が行えることによって可能となります．実施方法は，まず，口腔内に適量の水を含むと同時に口唇を閉じます．次に，舌の後方を持ち上げ，軟口蓋を下方位に保ちます．これによって，口腔と咽頭とが遮断され舌口蓋閉鎖状態となります．そして，頬を動かし，最後に，口腔内の水を吐き出します．

　当事者を椅子に座らせ，水の入ったコップを渡し，「ぶくぶくうがいをしてください」と伝え，うがいの状態を評価します．

　判定基準は，「0　測定不能」～「4　できる」とします．

2）ガーグリング（ガラガラうがい）テスト

ガラガラうがいは，頸部の後屈，舌口蓋閉鎖が行えることが必要です．実施方法は，まず，口腔内に適量の水を含み，頸部を後屈させます．次に，舌口蓋閉鎖状態にしながら呼気を少しずつ吐き，そして，咽頭に流れた口腔内の一部の水を泡立てます．最後に，口腔内の水を吐き出します．当事者を椅子に座らせ，水の入ったコップを渡し，「ガラガラうがいをしてください」と伝え，うがいの状態を評価します．

判定基準は，「0 測定不能」～「4 できる」とします．

⑨オーラル・ディアドコキネシス

オーラル・ディアドコキネシスは，パ音，タ音，カ音，パタカ繰り返しをそれぞれ10秒間で何回言えるかを測定し，1秒間に換算した値を判定します．これは，発音を用いて舌，口唇，軟口蓋などの運動の速度や巧緻性を評価するものです．

測定の方法はいくつかありますが，その一つにペン打ち法があります．これは，評価者が当事者の発音した音を聞きながら，音に合わせて紙にペンで打点し，その数を数え，1秒間の数を算出します．これは，どこででも手軽に行うことができますが，発音を聞きもらさないようにしっかり打点を記録する必要があります．もう一つの方法は，専用の機器である「健口くん」を使用します．付属のマイクで音を拾い，正確に値を求めることができますが，機器が必要です．

パ音の交互反復の平均測定値は，青年群（19～34歳）男性で7.0回，女性7.3回に対し，老年群（60歳以上）男性では5.8回，女性5.7回，同じくタ音は，青年群男性で7.4回，女性7.6回に対し，老年群男性では5.6回，女性5.8回，カ音は，青年群男性では6.7回，女性7.0回，老年群男性では5.3回，女性5.4回となっています（西尾正輝『標準ディサースリア検査』インテルナ出版）．

1）パ音の交互反復

実施方法は，パ音をできるだけ速く反復します．

当事者を椅子に座らせ，「できるだけ速くパパパ……と繰り返し言ってください．息継ぎはしてもかまいません」と伝え，回数を測定します．10秒間実施し，1秒間の平均値で判定します．パ音は，口唇の動きを評価します．

2）タ音の交互反復

実施方法は，タ音をできるだけ速く反復します．

当事者を椅子に座らせ，「できるだけ速くタタタ……と繰り返し言ってください．息継ぎはしてもかまいません」と伝え，10秒間実施し，1秒間の平均値で判定します．タ音は，舌の前方の動きを評価します．

3）カ音の交互反復

実施方法は，カ音をできるだけ速く反復します．

当事者を椅子に座らせ，「できるだけ速くカカカ……と繰り返し言ってください．息継ぎはしてもかまいません」と伝え，10秒間実施し，1秒間の平均値で判定します．カ音は，舌の後方の動きを評価します．

4）パタカ繰り返しの交互反復

実施方法は，パ音，タ音，カ音をできるだけ速く反復します．

当事者を椅子に座らせ，「できるだけ速くパタカ パタカ パタカ……と繰り返し言ってください．息継ぎはしてもかまいません」と伝え，10秒間実施し，1秒間の平均値で判定します．これは，1），2），3）を組み合わせていることから，少し難しくなります．

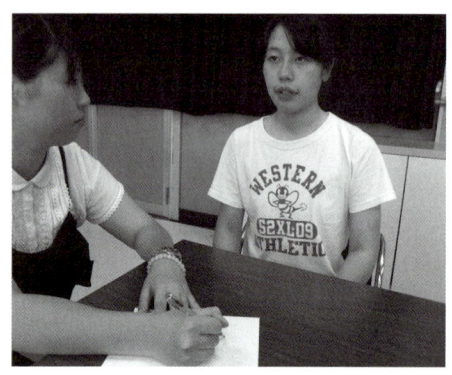

図6-20　オーラル・ディアドコキネシス
ペン打ち法にて実施

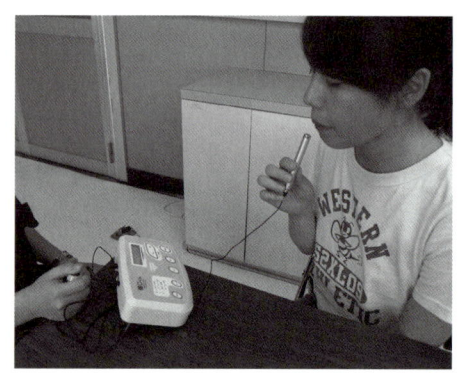

図6-21　オーラル・ディアドコキネシス
「健口くん」にて実施

2　咀嚼機能評価

表6-3（p.122参照）の口腔機能の評価のうち，咀嚼機能の評価は，「⑩咬合力評価」，「⑪咀嚼力評価」で，かむ力を評価します．⑩咬合力評価を行うには，専用の解析機器が必要です．⑪咀嚼力評価を行うには，専用の判定ガムが必要です．

⑩咬合力評価

実施方法は，デンタルプレスケール（咬合力を測定する市販のフィルム）を3秒間かみしめます．

当事者を椅子に座らせ，デンタルプレスケールを下顎の歯列に合わせながら口腔内に挿入し，「口を閉じ，しっかりかみしめてください」と伝え，3秒間かみしめ印記されたものを専用機器で解析します．咬合力：単位N（ニュートン）は，歯列全体にかかっている咬合力をあわせた値を表し，重量キログラムの値に換算します（1 N≒0.102 kgf/cm^2）．

判定基準は，個人差はあるものの，おおむね自分の体重くらいの咬合力が平均です．

第6章 口腔清掃の評価と口腔機能の評価

⑪咀嚼力評価

実施方法は，咀嚼によって色が変化する咀嚼力判定ガム（キシリトールガム咀嚼力判定用）を60回咀嚼します．その際，上下の歯がかみあうように1秒間に1回のペースでかみます．

当事者を椅子に座らせ，「今から60回，1秒間に1回のペースでガムをしっかりかんでください」と伝え，かんだ後に付属のカラーチャートと比較し，評価します．

判定基準は，弱いほうから「1　緑色」「2　黄色」「3　ライトピンク」「4　ピンク」「5　レッドピンク」とします．総義歯を使用しているなど，著しく咀嚼能力が低下している場合は，100回咀嚼します．

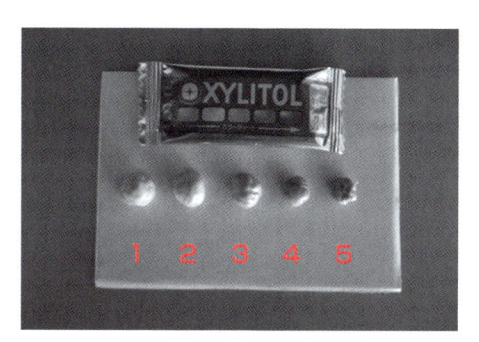

図6-22　咀嚼力評価

3　嚥下機能評価

表6-3の口腔機能の評価のうち，嚥下機能評価は，「⑫反復唾液嚥下テスト（RSST）」～「⑭フードテスト（FT）」で，嚥下運動を評価します．

⑫反復唾液嚥下テスト（Repetitive Saliva Swallowing Test；RSST）

実施方法は，30秒間できるだけ多く空嚥下をします．これは，嚥下運動の惹起性を測る方法で，飲み込む際に喉頭隆起（のどぼとけ）が3～4cm上に持ち上がる動きを確認しながら行います（図6-23参照）．評価者は，当事者の喉頭隆起・舌骨に指腹を軽くあて，嚥下時に約2横指分（3～4cm）上方に動くことを確認しながら評価をします．喉頭隆起・舌骨は，嚥下運動に伴って，指腹を乗り越え上前方に移動し，また元の位置に戻ります．実施の際，当事者の口腔内が著しく乾燥している場合には，一度水を含んでもらうなど湿らせてから行います．

当事者を椅子に座らせ，「できるだけ何回も，唾をごっくんと飲み込むことを繰り返してください」と伝え，30秒間に飲み込むことができた回数を評価します．

判定基準は，「3回未満で嚥下障害あり」とします．

⑬改訂水飲みテスト（Modified Water Swallow Test；MWST）

実施方法は，冷水3mLを口腔前庭（舌下）に注ぎ，嚥下します．

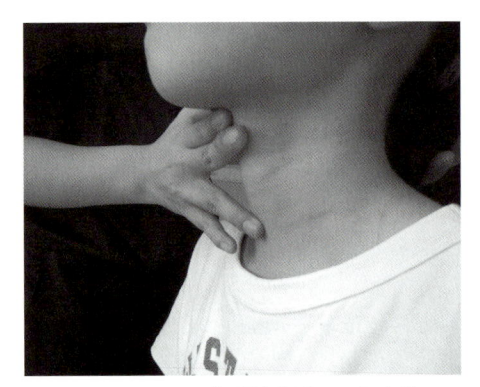

図6-23 反復唾液嚥下テスト実施

　当事者を椅子に座らせ，口を開けてもらい，口腔前庭に3mLの冷水を注ぎ，「水を飲み込んでください」と伝えます．可能なら追加して「さらに2回，飲み込んでください」と言い，最も悪い嚥下活動の状態を評価します．その際，頸部聴診法を併用するとより正確な評価ができます．

　判定基準は，「0　判定不能」～「5　嚥下あり，呼吸変化なし，むせ，湿性嗄声(させい)なし，かつ追加嚥下運動（空嚥下）が30秒以内に2回以上可能」とします．これは，テスト時の水が残留することによって，湿性嗄声が起こるかどうかを一つの判断基準にしています．また，嚥下反射誘発の有無やむせ，呼吸の変化を評価します．

　判定基準で4，5の場合，最大2回繰り返し（合計3回）行い，最も悪い状態を判定します．

⑭フードテスト（Food Test；FT）

　実施方法は，4gのプリン状，液状，粥状の食品を介助者に口に入れてもらい，嚥下します．

　当事者を椅子に座らせ，ティースプーン1杯（4g）のプリンなどを介助者が差し出し，「飲み込んでください」と伝えます．可能なら追加して「さらに，2回，飲み込んでください」と言い，最も悪い嚥下活動の状態を評価します．その際，頸部聴診法を併用するとより正確な評価ができます．

　判定基準は，「0　判定不能」～「5　嚥下あり，呼吸変化なし，むせ，湿性嗄声なし，追加嚥下で口腔内残留はほぼなし，かつ追加嚥下運動（空嚥下）が30秒以内に2回以上可能」とします．これは，テスト時の食物が残留することによって，湿性嗄声が起こるかどうかを一つの判断基準にしています．また，嚥下反射誘発の有無やむせ，呼吸の変化を評価します．

　判定基準で4，5の場合，最大2回繰り返し（合計3回）行い，最も悪い状態を判定します．

　なお，段階別フード（市販被験食品）を用いて，プリン状，液状，粥状について，段階的に行う方法もあります．

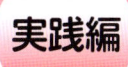

第6章 口腔清掃の評価と口腔機能の評価

実践編　口唇と舌の運動を評価しよう

　被験者の学生は20歳，健康なので舌もよく動きます．一方，Aさんは70歳代，リハビリテーションを受けるため入院中です．2度の脳梗塞（こうそく）発症，その後，脳梗塞後遺症によって，右片麻痺，摂食・嚥下障害，失語症を有します．気管切開，胃ろう造設を行っており，経口摂取は不可能です．意識障害や認知症は認めず，相手の話を理解することは可能です．Aさんは緊張しやすいので，舌圧子を使用せず実施しました．

やってみよう 1　舌の上移動，下移動，右移動，左移動，口唇の突出

●舌の上移動，舌の下移動

「舌を上に出してください．次は，下に出してください」と言います．

　舌の上移動，下移動は，表6-3（p.121）の参照項目にないため，以下の基準で判定します．

＜学生の場合＞

　　　0：動かない
　　　1：舌尖を下顎前歯列上まで突出できる
　　　2：舌尖を上唇上（下唇下）まで突出できる
　○　3：舌尖を上唇（下唇）を越えて上方（下方）に突出できる

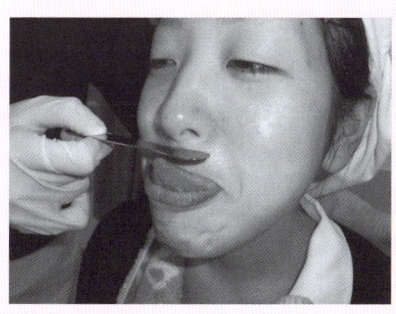

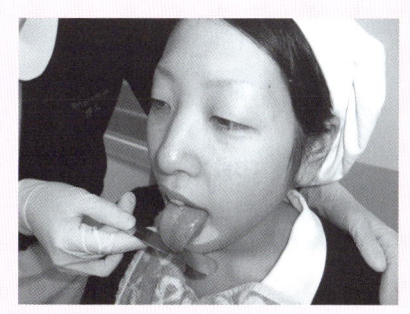

（a）上方に移動　　　（b）下方に移動

図6-24　舌の上移動，舌の下移動（学生の場合）

＜Aさんの場合＞

　　　0：動かない
　　　1：舌尖を下顎前歯列上まで突出できる
　○　2：舌尖を上唇上（下唇下）まで突出できる
　　　3：舌尖を上唇（下唇）を越えて上方（下方）に突出できる

129

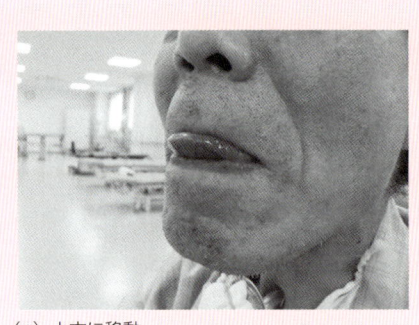

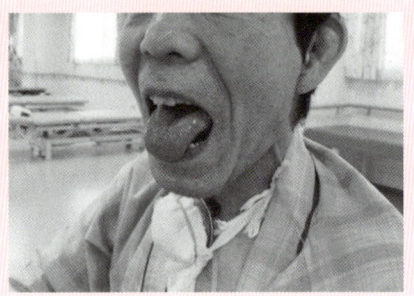

(a) 上方に移動　　　　　　　　(b) 下方に移動

図6-25　舌の上移動，舌の下移動（Aさんの場合）

●舌の右移動，舌の左移動

「舌を右に出してください．次は，左に出してください」と言います．

舌の右移動，左移動は，表6-3（p.121参照）の判定基準に従い評価します．

<学生の場合>

    0：動かない

    1：舌尖の移動距離が正中位から口角間の1/2未満

    2：舌尖の移動距離が正中位から口角間の1/2以上

  ○　3：舌尖が口角にまで達する

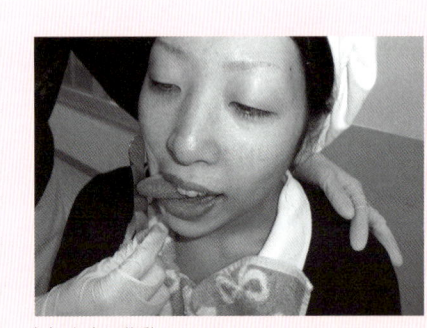

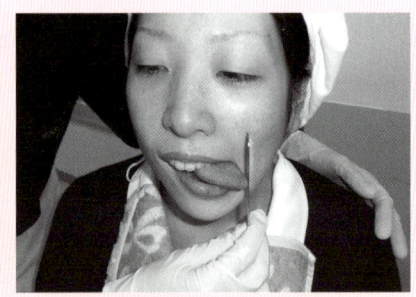

(a) 右方に移動　　　　　　　　(b) 左方に移動

図6-26　舌の右移動，舌の左移動（学生の場合）

<Aさんの場合>

左の移動は口角まで達していますが，右片麻痺のため右のほうが移動範囲が少ない状態です．

    0：動かない

    1：舌尖の移動距離が正中位から口角間の1/2未満

  ○　2：舌尖の移動距離が正中位から口角間の1/2以上

    3：舌尖が口角にまで達する

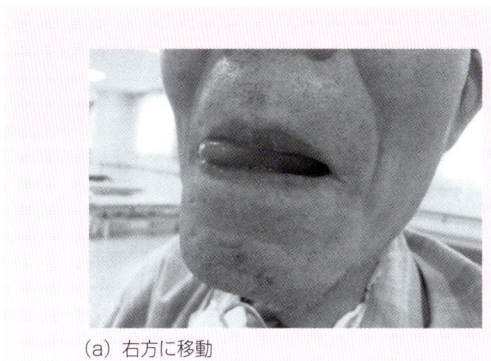

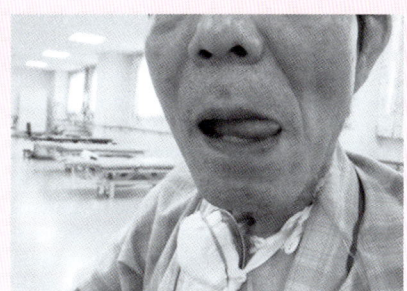

(a) 右方に移動　　　　　　　　　(b) 左方に移動

図6－27　舌の右移動，舌の左移動（Aさんの場合）

● 口唇の突出

　口唇の突出は，表6－3（p.121）の判断基準に従い評価します．

　学生のほうは口唇の突出が明確ですが，Aさんは，口唇を閉じるので精いっぱいの状態です．

＜学生の場合＞

　　　　　　0：動かない
　　　　　　1：著しく突出の程度が小さい
　　　　　　2：若干突出の程度が小さい
　　　○　　3：明確に突出することができる

＜Aさんの場合＞

　　　　　　0：動かない
　　　○　　1：著しく突出の程度が小さい
　　　　　　2：若干突出の程度が小さい
　　　　　　3：明確に突出することができる

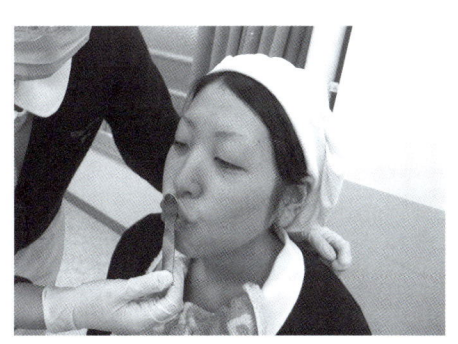

図6－28　口唇の突出（学生の場合） 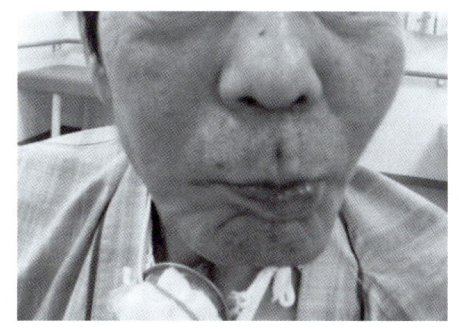　　　　図6－29　口唇の突出（Aさんの場合）

やってみよう ❷　口唇の運動をチェック

　口唇の運動機能は，口唇を突出したり引いたりすることによって評価をします．ここでは，「あー，いー，うー，えー，おー」と，一語ずつていねいに言ってもらいながら口唇の動きを観察します．また，声を出すので発音に関しても観察することができます．

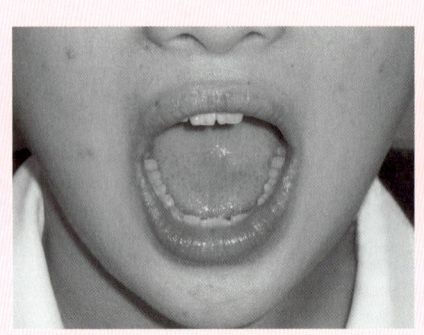

（a）「あー」は，口唇の開閉がわかる

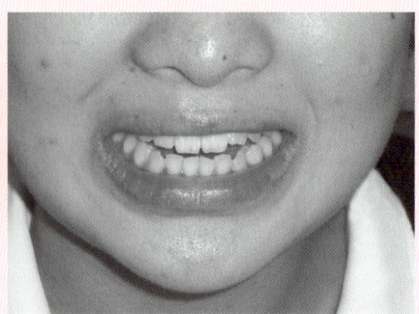

（b）「いー」は，口唇を引く状態にあたる

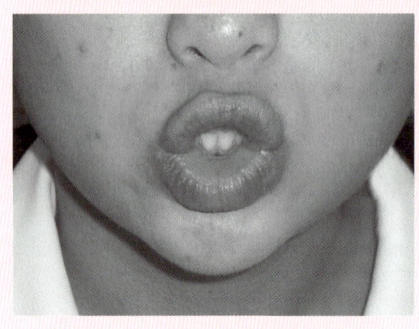

（c）「うー」は，口唇の突出状態にあたる

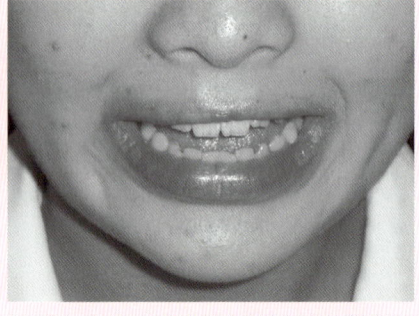

（d）「えー」は，口唇を引く状態や下顎の運動状態を観察することができる

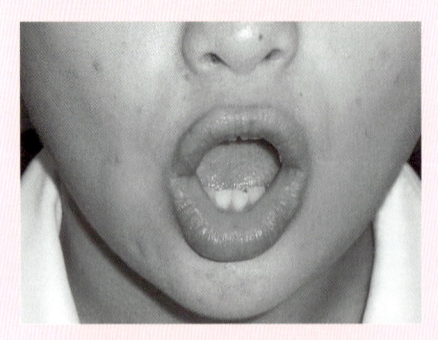

（e）「おー」は，「うー」とは異なる口唇の突出と下顎の運動状態を観察することができる

図6－30　口唇の運動

第7章

摂食・嚥下障害患者へのアプローチ

第7章の要点

　生きる上で「食べる」ことは，生命維持のためというのはもちろんですが，楽しみの一つでもあると思います．食べることは，生きる意欲にもつながり，人間らしい生活の質（Quality of Life；QOL）に関わる大切な事柄です．加齢や病気によって，あるいは事故等によって，口から飲食物を食べたり飲んだりすることが困難になることがあります．専門職として，その状態を少しでも快方へ向かわせるような支援ができたら，それは大変うれしいことです．
　第7章では，摂食・嚥下障害，あるいはその恐れのある方々に対するアプローチについて，考えてみます．

摂食・嚥下障害のメカニズム

　「摂食」とは食べることをいい，「嚥下」とは飲み込むことをいい，飲み込むとは，水分や食べ物を口の中に取り込んで，咽頭から食道・胃へと送り込むことをいいます．摂食・嚥下は，脳によって一連の働きが制御されており，摂食・嚥下運動は，5期に区分することができます．

1　摂食・嚥下の5期

①先行期（認知期）（図7-1参照）
　何をどのくらい，どのように食べるかを判断する時期です．
　認知機能，意識レベルが関わっています．
　問題があると⇒むさぼるように食べる，むせながらも食べ続ける，一度に多量の飲食物をとる，急いで液体を飲む，など．

②準備期（図7-2参照）
　飲食物を取り込み，咀嚼し，唾液と混ぜながら飲み込みやすいかたまりをつくる，つまり食塊形成の時期です．
　口唇，舌，下顎などの運動機能や形態異常が関わってきます．
　問題があると⇒口の中に飲食物を取り込めない，食物をかめない，飲食物が口からこぼれる，など．

③口腔期（図7-3参照）
　食塊を舌によって口腔から咽頭へ送り込む時期です．
　舌などの運動機能や形態異常が関わってきます．

第7章 摂食・嚥下障害患者へのアプローチ

問題があると⇒口からこぼれる，飲食物が口の中に残る，咽頭の準備ができる前に先に咽頭に流れ込む，など．

④ **咽頭期**（図7-4参照）

食塊を咽頭から食道へ送り込む時期で，嚥下反射が大切な役割を果たします．
軟口蓋(こうがい)の運動障害，嚥下反射の遅れなどが関わってきます．
問題があると⇒食塊が鼻からもれる，咽頭に残る，誤嚥(ごえん)する（むせる），など．
食道の入り口（食道入口部）が開くことが関わってきます．
問題があると⇒食塊が食道入口部を通過できない，咽頭に残る，誤嚥する，など．

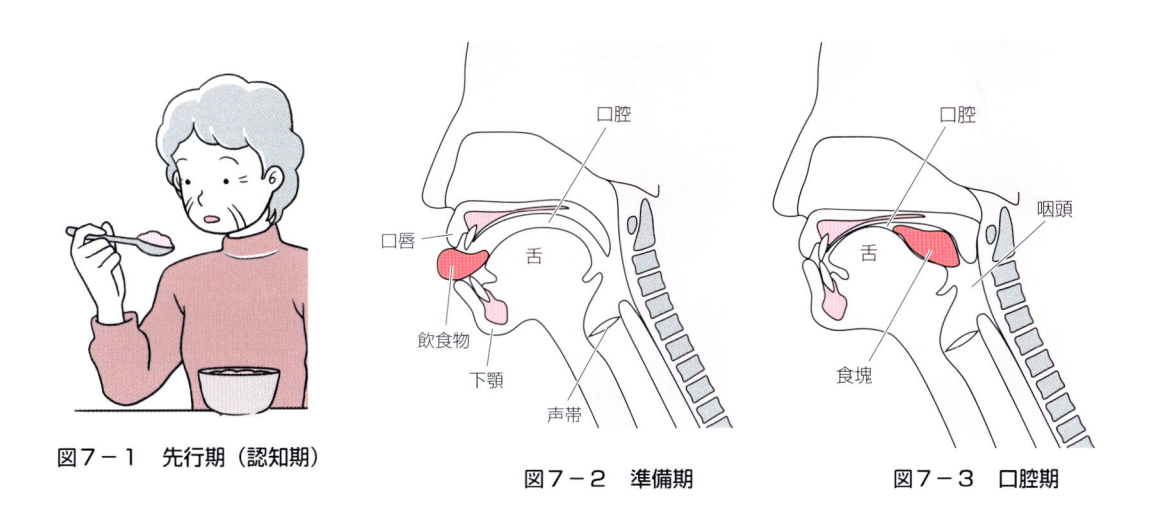

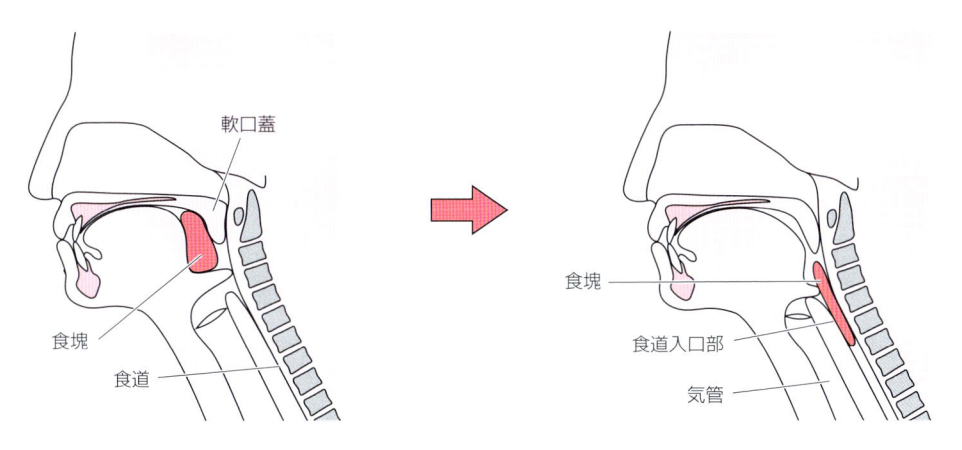

図7-1　先行期（認知期）

図7-2　準備期

図7-3　口腔期

図7-4　咽頭期

135

⑤**食道期**（図7-5参照）

　食塊を食道内から胃へと送り込む時期です．

　食道の筋肉の蠕動運動と重力が関わってきます．

　問題があると⇒食塊が食道内を通過できない，一度胃に入った食塊が逆流する，など．

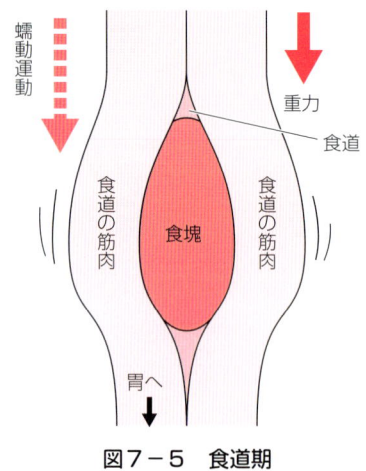

図7-5　食道期

2　摂食・嚥下と誤嚥

◆1◆摂食・嚥下と呼吸

　図7-6は，口腔と咽頭の構造を示しています．構音器官である下顎，口唇，舌，軟口蓋などは肺からの空気の流れによって喉頭にある声帯でつくった声の音源を産出します．

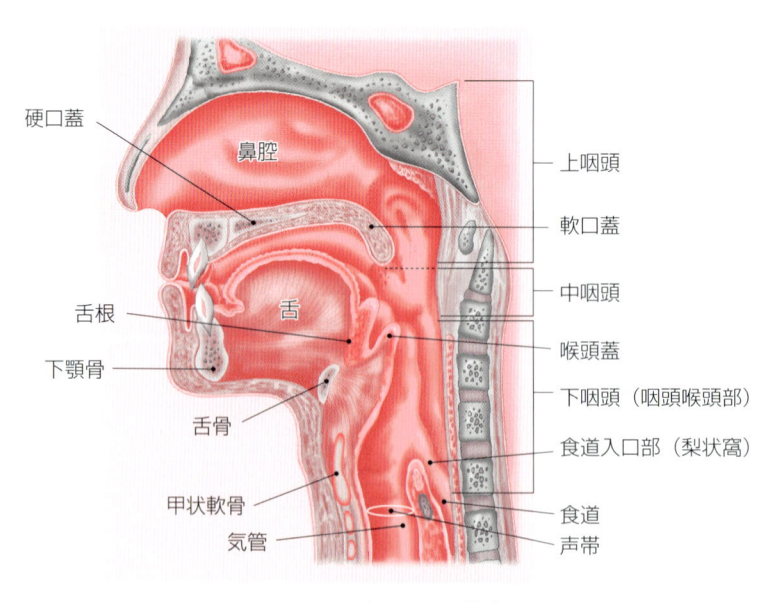

図7-6　口腔と咽頭の構造

図7-7は飲食物と空気のそれぞれの通り道を示しています．嚥下の際，飲食物は口腔→咽頭→食道→胃へと入ります．一方，呼吸の際の空気は鼻腔→咽頭→喉頭→気管へと入ります．飲食物も空気も，ともに咽頭を経由します．

嚥下の際は，口から入った食物が呼吸の通り道である鼻腔や気管に入り込まないように，軟口蓋や喉頭蓋は飲食物が入ってくるタイミングに合わせ，鼻腔を鼻咽腔閉鎖，喉頭を喉頭閉鎖します．普段，咽頭は呼吸をするのに使われていますので，嚥下の際には一瞬だけ呼吸を止めています．

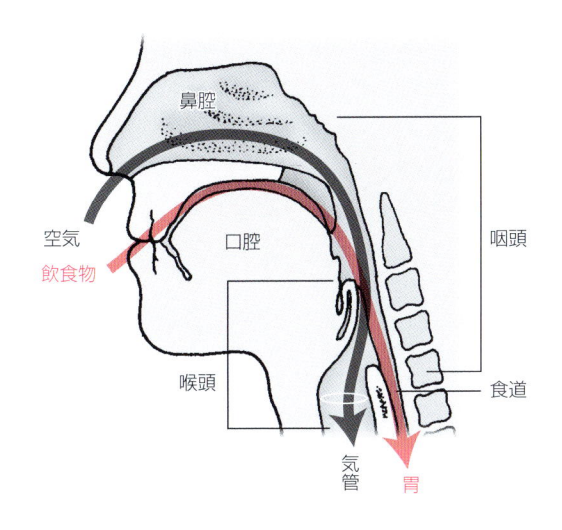

図7-7　飲食物と空気の通る道

◆2◆誤嚥

誤嚥とは，食塊や水，唾液などが，声帯を越えて気管に入ってしまう状態をいいます．つまり，嚥下機能が低下していると，食物や唾液を誤って気管へ飲み込んでしまうのです．誤嚥には，むせが起きる場合と，むせが起きない場合の不顕性誤嚥（silent aspiration）があります．不顕性誤嚥は，睡眠中や気づかないうちに少量の唾液や胃液が気管に入るのですが，自覚がないために繰り返し発症します．寝るときには，上体が15〜20度くらい起きる程度にベッドをギャッチアップさせると予防できます．

◆3◆誤嚥性肺炎

誤嚥によって必ずしも肺炎が起こるというものではありません．誤嚥物内の細菌量，誤嚥物の量やpH，咳嗽反射の有無と喀出力の強弱，免疫力などが関与し，肺炎を発生させます．誤嚥物内の細菌量を減らすためにも，口腔ケアは重要なのです．

3 摂食・嚥下障害を疑うポイント

喉頭や気管の中に飲食物が入り込むと，粘膜刺激によって反射的にむせます．しかしながら，誤嚥してもむせない場合があります．むせが生じていないから誤嚥していないとは限らないので注意が必要です．以下の状態がある場合，誤嚥を疑ってみるとよいでしょう．

①過去に誤嚥があった
②肺炎，発熱を繰り返す
③食事中や食後にむせや咳が多い
④食後，嗄声(させい)がある
⑤夜間に咳き込む
⑥脱水，低栄養状態がある
⑦拒食がある
⑧口腔内に食物が残っている
⑨食事時間が1時間以上かかる

4 摂食・嚥下障害の評価

摂食・嚥下障害の適切な治療や訓練を受けるためには，診察や検査など，評価を行います．

①問診，視診，触診など

現病歴，摂食の様子，摂食・嚥下に関わる器官の機能と形態，簡易検査法などがあります．

簡易検査法には，30秒間に起こる嚥下回数を数える反復唾液嚥下テスト，冷水3mLを嚥下してもらう改訂水飲みテストなどがあります（評価方法の詳細は，p.122, 127, 128を参照）．

②ビデオX線透視検査（VF検査）

嚥下造影，または嚥下造影検査（Videofluoroscopic examination of swallowing；VF）は，X線透視装置を用いて，嚥下に関わる機能の動作をビデオに記録し，摂食・嚥下の症状を分析・診断する検査です．

③その他

その他には，超音波検査（エコー），筋電図検査，シンチグラフィー，嚥下内視鏡検査などがあります．なかでも，嚥下内視鏡検査（Videoendoscopic examination of swallowing；VE）である鼻咽腔ファイバーは，持ち運びできるため，施設や在宅などでの使用が可能です．

5 摂食・嚥下障害を伴う場合の栄養法

摂食・嚥下障害を伴う状態などに応じて，いくつかの栄養摂取方法があります．

①経口栄養法

口から食事を摂取する一般的な方法です．この方法を行うことによって，食事を味わうことができ楽しみにつながります．また，食事を通した家族とのだんらんをもつこともできます．さらに，いろいろな器官を使うことで，口唇や舌，軟口蓋などの訓練にもなっています．その一方で，誤嚥や低栄養，脱水の危険を伴います．

②代償的栄養法

経口摂取の代償手段として，用いられる方法です．

＜経管栄養法＞

- 経鼻的経管栄養法（NG法）……鼻から咽頭・食道を経て胃までチューブを挿入（図7－8参照）し，このチューブを通して流動食を補給し栄養摂取する方法です．手軽に実施できる反面，不快感を伴ったり，嚥下訓練の妨げになったりします．また，鼻腔や口腔が不潔になりやすいです．

- 胃ろうによる経管栄養……外科的または経皮内視鏡的にチューブを胃に挿入して流動食を補給し栄養摂取する方法です．誤嚥性肺炎のリスクが低く，必要な栄養量を確実に摂取することができ，安全性，感染予防，外観などの面からも普及してきています．反面，経皮内視鏡的胃ろう造設術（Percutaneous Endoscopic Gastrostomy；PEG）という外科的手術が必要で（図7－9参照），流動食の注入には2～3時間かかります．また，胃食道逆流などのリスクがあります．

- 間欠的経管栄養法（OE法）……食事の注入時のみ，口腔または鼻腔から食道中部へチューブを挿入し，流動食を補給する間欠的な栄養法です．咽頭への間欠的な動的刺激が，嚥下機能を改善させる可能性を含んでいます．また，速い注入が可能で，満腹感があり，下痢を起こすことは少ないのですが，その一方で，意識障害が強い場合には不向きです．

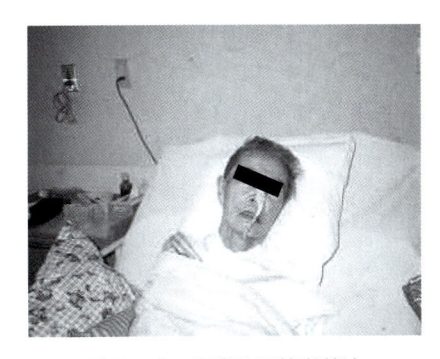

図7－8　経鼻的経管栄養法

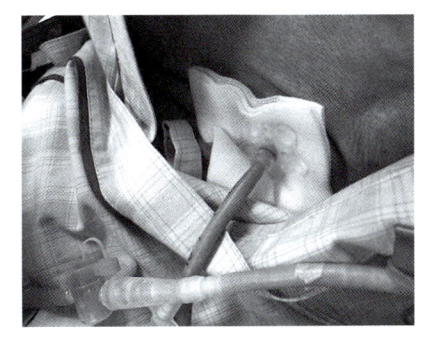

図7－9　胃ろうと栄養摂取のためのチューブ

＜経静脈栄養法（点滴）＞
・中心静脈へカテーテルを挿入し，栄養を補給する方法です．栄養量と水分量を確実に調整でき，また，嚥下訓練が行いやすいでしょう．一方，外れたりすることもあり，感染のリスクを伴います．

摂食・嚥下障害に対する訓練

摂食・嚥下障害に対する訓練法は，大きく間接的訓練と直接的訓練に分けられます．間接的訓練とは，食物を用いないで，摂食・嚥下に関わる器官の働きを改善することを目的とした基礎的訓練を指します．直接的訓練は，実際に食物を用いて，摂取しながら摂食・嚥下の上達を図る訓練のことです．

1 間接的訓練

①筋ストレッチ

「深呼吸」（空気を鼻から吸って口から吐き出します）のほか，「首の運動」（図7-10参照），「肩の運動」（図7-11参照），「頬の運動」（図7-12参照），「舌の運動」（図7-13参照），「口唇の運動」（図7-14参照）などがあります．

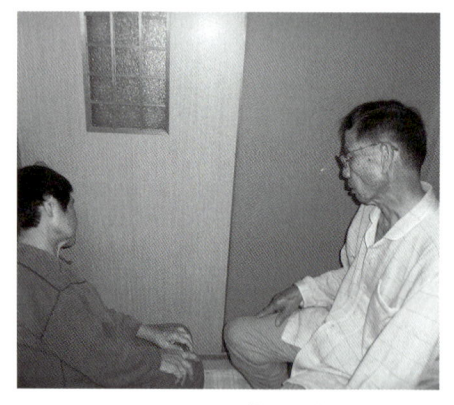

図7-10 首の運動
首をゆっくり前後左右に倒す，首をゆっくり回す

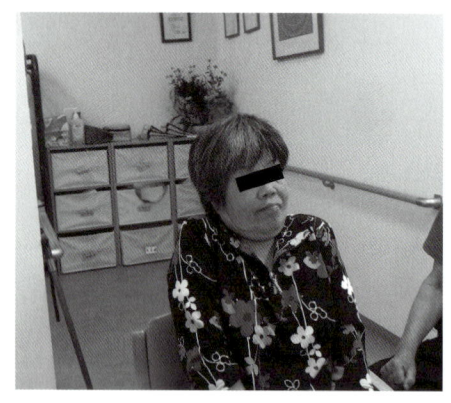

図7-11 肩の運動
肩を上げ，力を抜いて下げる，肩をゆっくり回す

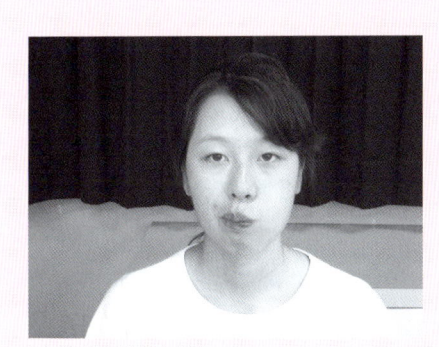

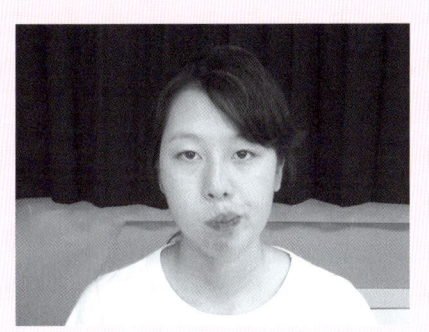

(a) 左頬を膨らませる　　　　(b) 右頬を膨らませる

図7-12　頬の運動

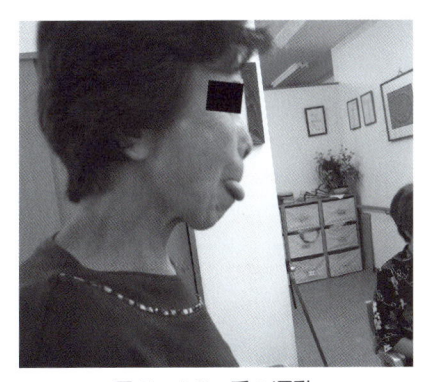

図7-13　舌の運動
舌を前後に出し入れしたり、左右の口角をなめる

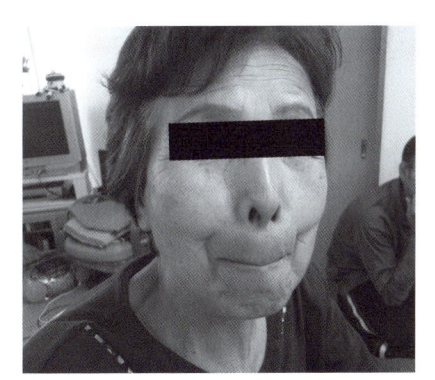

図7-14　口唇の運動
口を開けたり閉めたりする

②脱感作療法

　過敏は身体の正中に近いほど起こりやすく、その度合いも強いため、脱感作は身体の外側から正中に向かって行い、その後、顔面へと移行し、緊張を取り除きリラクセーションを図ります。方法は、過敏のある部位に介助者の手のひら全体を圧迫するようにあて、弱い刺激を与え続けます。足首→下肢→大腿、手指→前腕→上腕→肩→首→顔面（図7-15参照）と順に行います。

　図は、右麻痺を想定し健側の左側から行っています。もちろん、両側を行っていきます。そして、口腔周囲→口腔内へと順に行います。

③頸部可動域訓練（ROM訓練）

　嚥下反射を誘発させるためには、あごを引き頸部を屈曲させる必要があります。この訓練は、頸部拘縮の改善や予防、頸部のリラクセーションを目的に行います。当事者の頸部回旋や前屈、後屈に合わせてより可動域が大きくなるように介助者が補助をします（図7-16参照）。

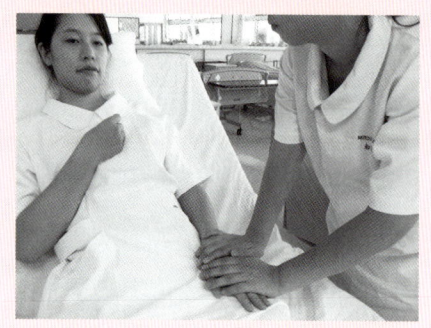

(a) 手指から前腕へ 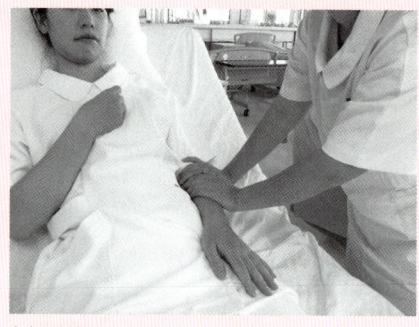　　　　　　　　(b) 前腕から上腕へ

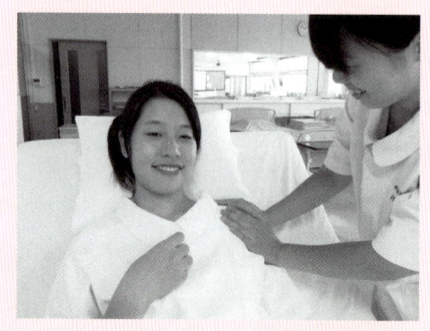

(c) 上腕から肩へ 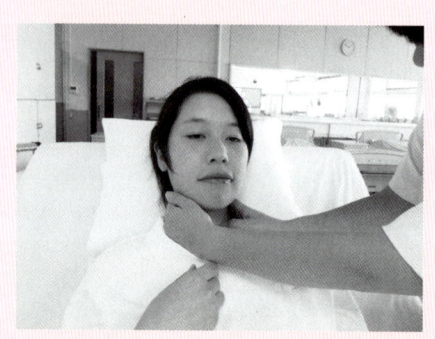　　　　　　　　　(d) 肩から首へ

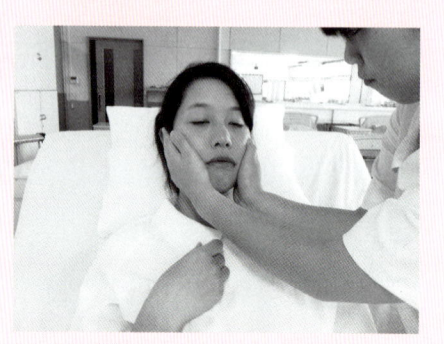

(e) 首から顔面へ

図7-15　脱感作療法の手順

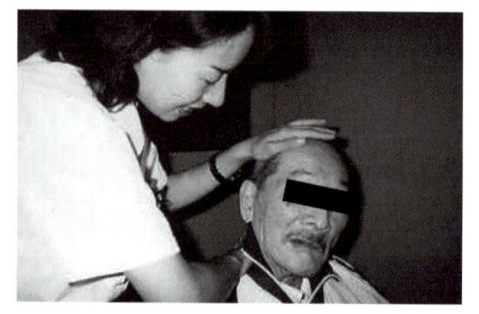

図7-16　頸部可動域拡大の訓練

④筋刺激訓練法

　口腔内外の口唇，頰，舌などを刺激することによって，筋肉の獲得や維持・回復を図ります．また，可動域の拡大などを図ります．さまざまな方法を図7－17〜図7－20に示します．

- 口唇訓練……口輪筋とオトガイ筋の刺激を目的とし，口唇をつまんだり膨らませたりする．
  　　　　　　口唇をタコの口のようにとがらせたり，口角を横に引いたりする．
  　　　　　　口唇に力を入れてもらう．
- 頰訓練………頰筋への刺激を目的とし，頰を左右交互に膨らましたりすぼめたりする．
- 舌訓練………舌筋への刺激を目的とし，舌圧子や歯ブラシを用いて圧迫する．
  　　　　　　舌を左右上下に動かす．
  　　　　　　舌を出したり引っ込めたりする．
  　　　　　　舌をガーゼではさみ，前方や左右に引っ張る．

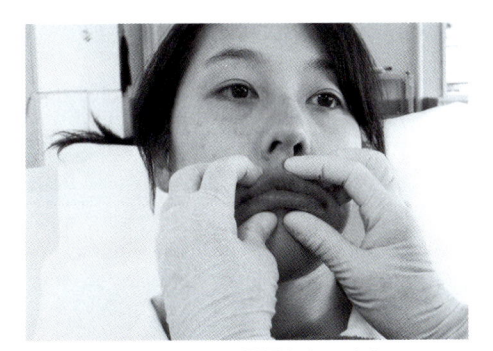

図7－17　口唇周りをつまむ

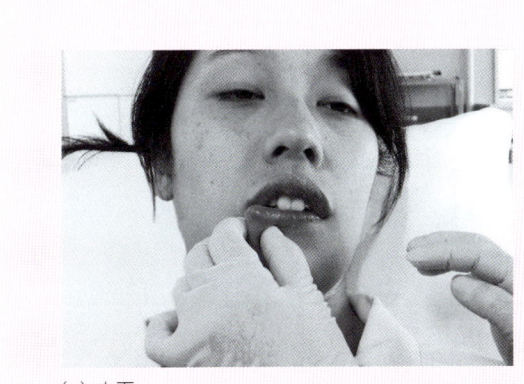

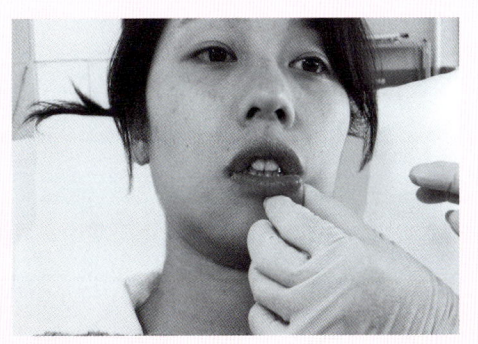

(a) 右下　　　　　　　　　　(b) 左下

図7－18　口唇をつまむ

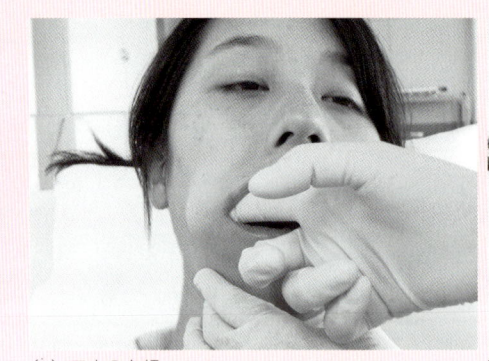

(a) 口内の右頬 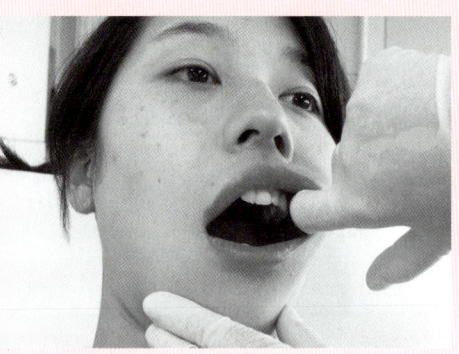　　　　　　　　　　　　(b) 口内の左頬

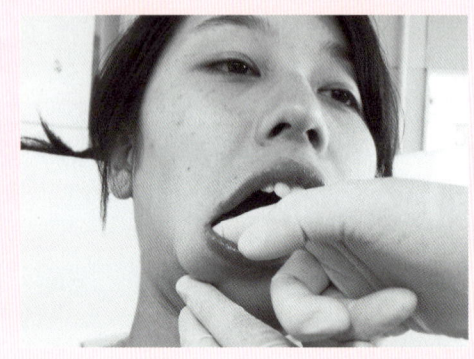

(c) 口内の右下頬 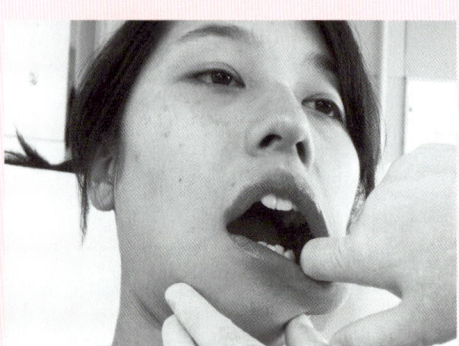　　　　　　　　　　　(d) 口内の左下頬

図7-19　指を使って口内を刺激する

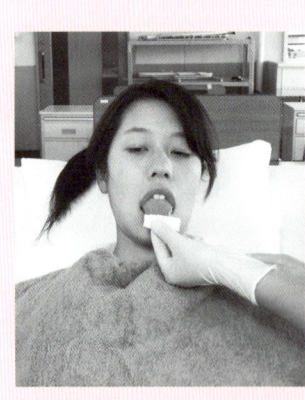

(a) 下前方に　　　　　　　　　　　　　　　　　　　　　　(c) 左側に

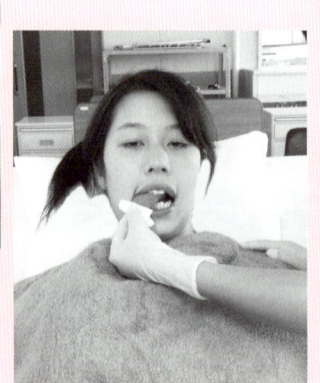

(b) 右側に

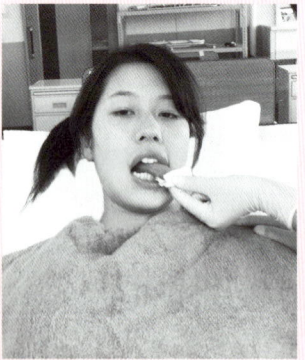

図7-20　舌をガーゼではさみ，引っ張る

第7章 摂食・嚥下障害患者へのアプローチ

⑤寒冷刺激法

軟口蓋や咽頭の感受性を上げ，嚥下反射を起こしやすくする目的で行います．綿棒（スポンジブラシ）を水でぬらし，凍らせた綿棒（スポンジブラシ）を用いて（図7－21参照），口蓋弓→舌根部→咽頭などを寒冷刺激し，空嚥下を促します（図7－22～図7－24参照）．嚥下運動を誘発しやすくし，嚥下をスムーズにすることを期待し行います．そのほか，スポイトでアイス棒をつくると，何度でも使用できて便利です．

【アイス棒のつくり方】

①スポイトの中を水でいっぱいにする．
②スポイトの先を火であぶり，指でその先をつまみ閉じる．
③スポイトの先から水が出ないことを確認する．
④スポイトの頭部分がギザギザしていたらシリコンポイントでなめらかにする．
⑤消毒液（口腔内に入れても可能で，かつ無味のもの）につけ，その後冷凍庫で凍らせる．
＊使用後，消毒すれば何度でも使用可能です．

図7－21 アイスマッサージ棒として使用

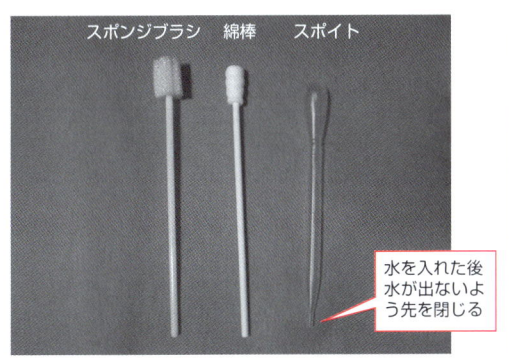

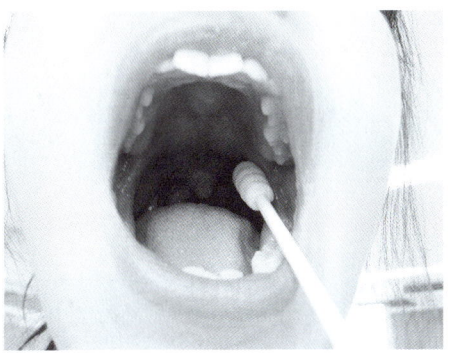

図7－22 口蓋弓をアイスマッサージしているところ

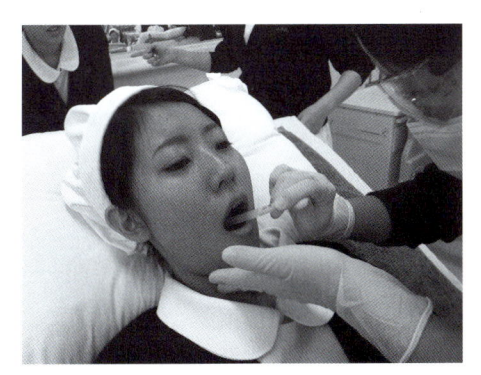

図7－23 アイスマッサージの様子

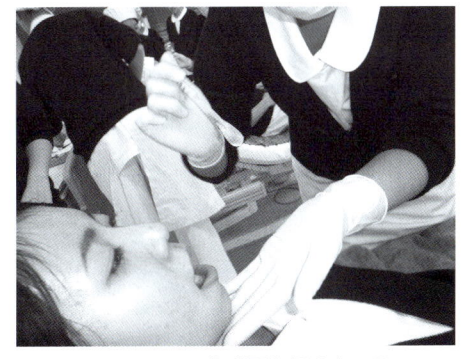

図7－24 空嚥下を促すところ

⑥メンデルゾーン手法

舌骨喉頭挙上の改善や延長，食道入口部の開大強化を目的に行います．飲み込みが終了するまで喉頭を上げた状態を保つことによって，食道の入り口を形成している輪状咽頭筋を広げます．

⑦呼吸訓練

　脊柱・胸郭の可動域を広げたり，呼吸筋の力を強くし，咳嗽を中心とした気道防御機構の改善を図り，誤嚥を防ぐとともに気道の清浄化を促します．

　深呼吸は，胸式呼吸のため胸郭可動域の増大を図り，気道分泌物排出を促す効果があります．腹式呼吸は，横隔膜の運動を大きくし，腹筋をはじめとする腹部の力を鍛え，吸気量を増大させ，誤嚥物や咽頭残留物の排出に役立ちます．

2　直接的訓練

◆1◆訓練の手順
①訓練前の口腔ケア

　食前食後に口腔ケアを行います．食前（訓練前）に，口腔ケアを行うことによって口腔内の細菌量を軽減させることができ，誤嚥に備えます．また，食後の口腔ケアは，口腔内の食物残渣を取り除き口腔衛生を図ることと，残渣物による誤嚥を予防します．

　口腔粘膜上下左右を歯ブラシの毛先でマッサージしながら清掃を行います（図7-25参照）．口腔内に麻痺がみられる場合は，健側から患側に向かって行うと比較的行いやすいです．

　その後，上下顎ともに左右の頰側，唇側，口蓋側，舌側の歯をすべて磨きます（図7-26参照）．ここでも，口腔内に麻痺がみられる場合は，健側から患側に向かって磨くと比較的行いやすいので，口腔内の状態に合わせて磨く順番を決めて磨いていきましょう．

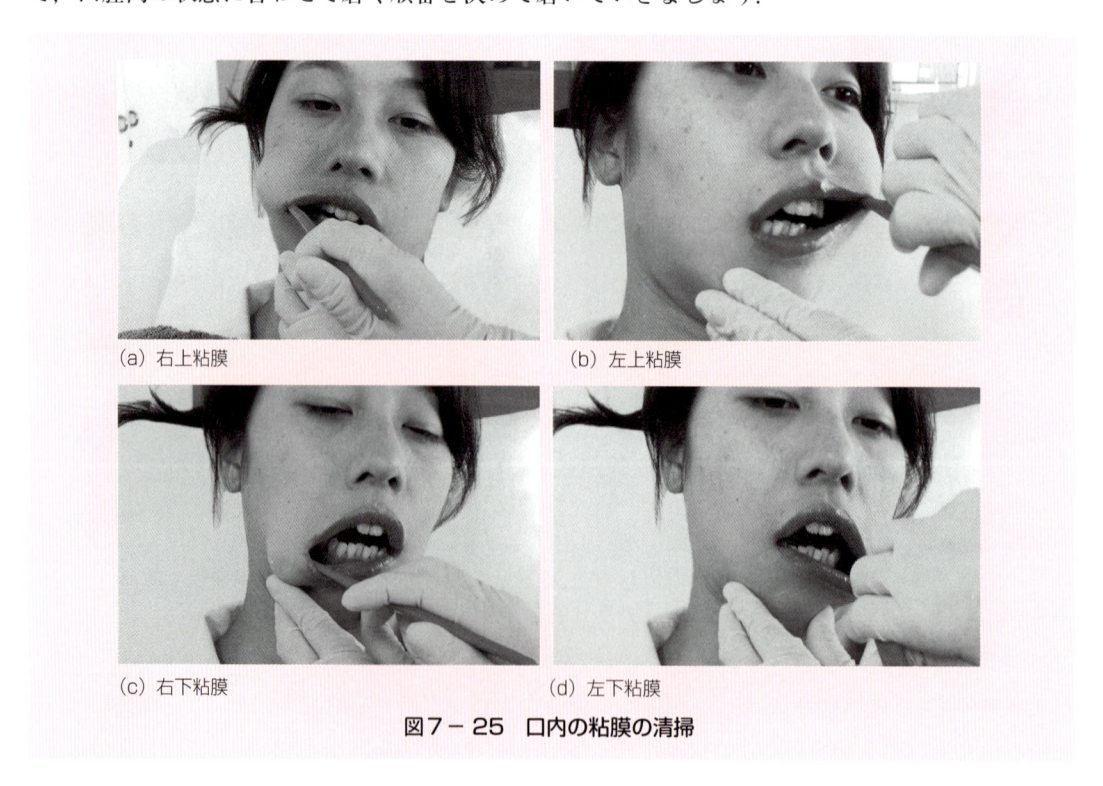

(a) 右上粘膜　　(b) 左上粘膜
(c) 右下粘膜　　(d) 左下粘膜

図7-25　口内の粘膜の清掃

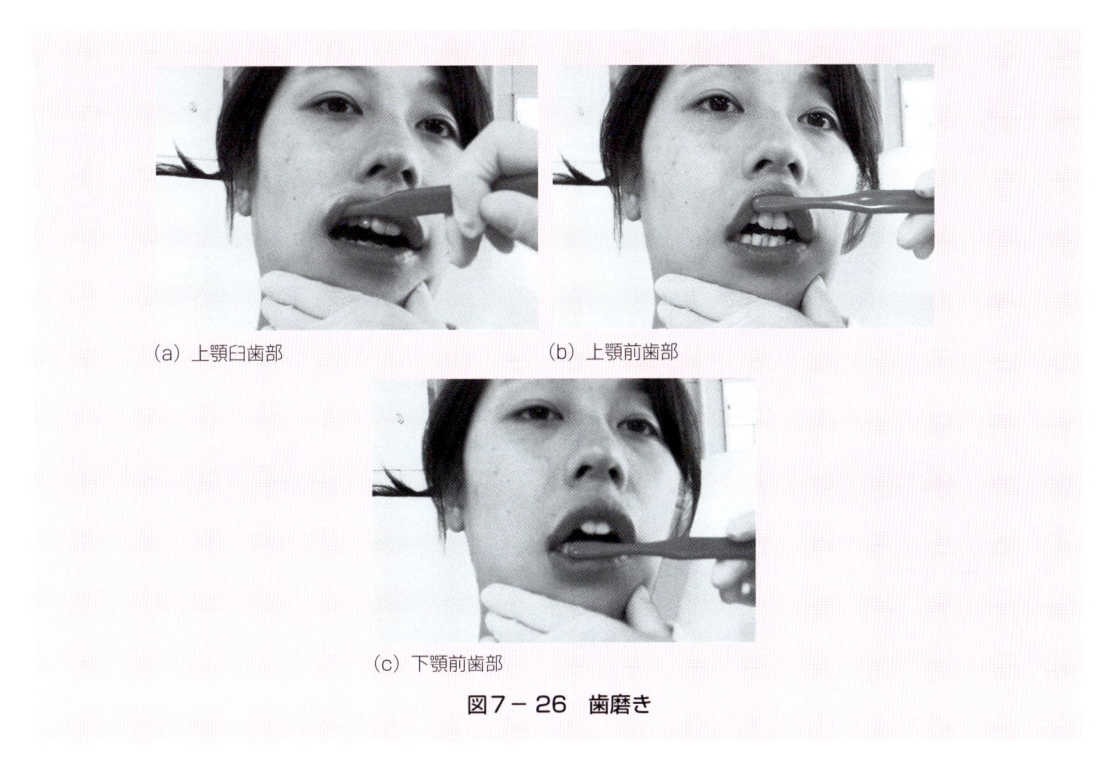

第7章 摂食・嚥下障害患者へのアプローチ

(a) 上顎臼歯部　　　　　　　(b) 上顎前歯部

(c) 下顎前歯部

図7-26　歯磨き

　舌は，毛先を舌奥から前方に向けて磨きますが，歯ブラシまたは舌ブラシを使います（図7-27, 図7-28参照）．当事者が自分で行う場合は，舌ブラシが使いやすいでしょう（図7-29参照）．

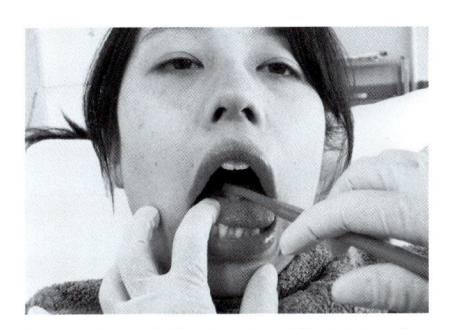

図7-27　介助で舌磨き（歯ブラシで）　　　　図7-28　介助で舌磨き（舌ブラシで）

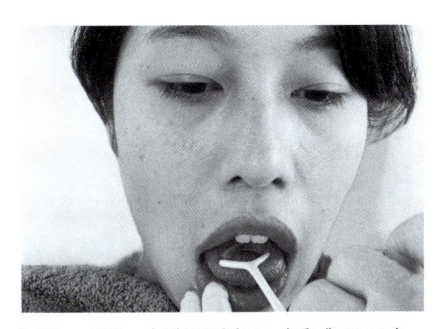

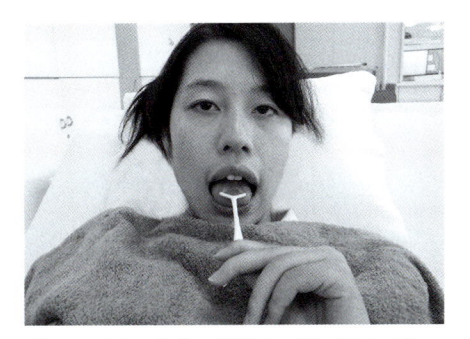

図7-29　自分で舌磨き（舌ブラシで）

一人でうがいもできる場合は問題ありませんが，むせる危険性がある場合は，注意が必要です．うがいの水を口腔内に含む際，当事者が頸部前屈姿勢になるように心がけ，うがいを介助します（図7－30参照）．水を吐き出せない場合は，口角を指で少し引っ張ります（図7－31参照）．

(a) 正面から　　　　　　　　(b) 横から

図7－30　うがいの介助1

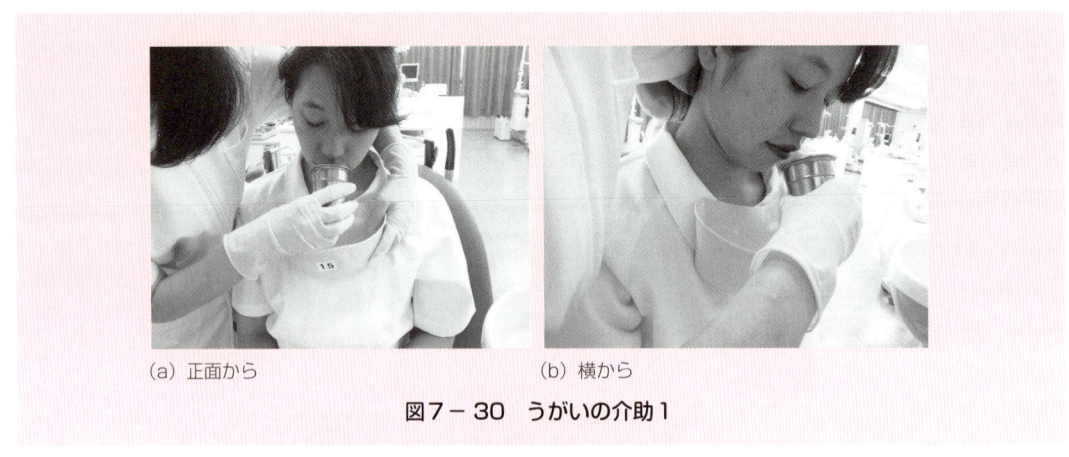

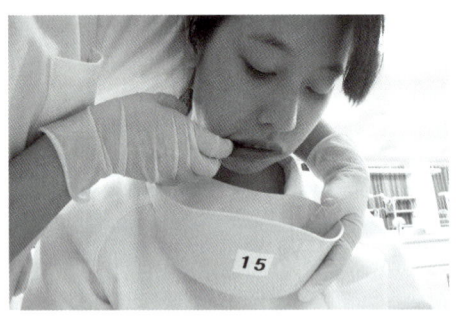

図7－31　うがいの介助2
口角を指で引っ張っているところ

②食事形態の決定

　安全で食べやすいものから徐々に始め，常食に近づけていきます．また，食事回数や量も徐々に増やしていきます．

＜食事の量をアップする際の目安＞
・飲み込みがスムーズでむせがない．
・食後の痰の増加がなく，顕著な嗄声がない．
・食事時間が30分以内，摂食量が2分の1以上である．
・食事前後のバイタルサインの安定や炎症反応がない，など．

③摂食時の体位・姿勢

　誤嚥しにくい体位で，当事者にとって安定しリラックスした姿勢が重要です．身体所見やVF検査などから，むせと誤嚥の関係を確認し，食事形態や体位を検討します．一般的にベッドを30～60度にギャッチアップすると誤嚥しにくくなりますが，頸部前屈も忘れないように注意します．

④時間帯

　当事者が安定して訓練にのぞむことができ，介助者が十分に介助ができる時間帯をセッティングし行います．当事者が食事に集中し，疲労しない30分以内に食べ終えられるような配慮が大切です．

◆2◆食べやすい食事，食べにくい食事
①嚥下しやすい食事の形態

　温度：冷たいか熱いかがはっきりしていて，咽頭粘膜に触れたときに嚥下反射を誘発しやすい温度のもの．冷たいものでは10〜15℃くらいが口あたりがよい
　性状：適度な粘度をもち食塊としてまとまりやすく，均一な性状のもの
　味：味がはっきりしているもの，また，好みの味は嚥下しやすい
　量：ティースプーン1杯くらい

②嚥下しやすい食事

　固形物……プリン，ムース，ゼリー，ヨーグルト，卵豆腐，茶わん蒸し，バナナ，まぐろのすり身など
　液　状……クリームスープ，シチュー，ポタージュなど

③嚥下しにくい食事の形態

　性状：弾性や粘度が高すぎるもの，異なる性状の混じったもの，ボロボロしているもの，歯や口蓋に張りつきやすくくっつきやすいもの，サラサラの水分
　量：一口量よりも多量

④嚥下しにくい食事

　固形物……こんにゃく，かまぼこ，たこ，ナッツ類，てんぷら，フライ，おから，生野菜，のり，わかめなど
　液　状……水，味噌汁など

⑤嚥下しにくい食事への対応

　弾性が高いと一度つぶれても力を緩めると元に戻り，食塊形成がなされていないときには窒息の危険を伴いますので，咀嚼機能が低下している場合には避けたほうがよいでしょう．また，隠し包丁を入れたり摂食嚥下しやすい形状にカットするなどの工夫をします．

　硬いものは咀嚼できずに丸のみしてしまい，窒息する危険性があります．繊維のある野菜や肉は小さく切ったり，ミキサーやフードカッターを用いて，カットします．また，煮る時間を長くします．ただし，たんぱく質性食品は，長く煮ると硬くなりますので，除きます．

　また，粘性が高いと口腔内に張りつき，また，流れの速い水分や口腔内に広がりまとまりにく

いものは飲み込みにくいです．片栗粉やコーンスターチを利用してとろみをつけたり，市販の増粘食品（とろみ調整食品）を利用します．

　増粘食品……水のように粘度の低い液体を粘度調整し，当事者の嚥下機能状態に合わせる工夫ができます．嚥下反射の遅延や，咽頭や喉頭の動きの減弱などから，液体の流れのスピードに喉頭の動きが追いつかず，開いている喉頭に液体が流入し誤嚥することがあるため，増粘食品を用いて液体の流れのスピードをゆっくりにします．

◆3◆いろいろな食事形態

①常食（普通食）
　主食は米飯，副食は日常的に食されている食物です．消化吸収や摂食・嚥下機能に異常のない場合に用います．

②軟食
　主食は粥，副食は粥の形態に合わせた食品や調理方法が工夫され，常食に比べて軟らかい形態です．粥の種類は，全粥，7分粥（全粥7：重湯3），5分粥（全粥5：重湯5），3分粥（全粥3：重湯7）があります．消化吸収の衰え，食欲不振，術後初期，歯や口腔内，あごの障害，嚥下機能の低下などの場合に用います．

③刻み食
　歯や口腔内，あごの障害などによって，咀嚼できない場合に用います．刻む大きさは，障害の程度や食物の軟らかさなどによって決めます．刻み食は，食物を細かく刻んでいるため口腔内でバラバラになり誤嚥しやすくなりますので注意が必要です．刻んだ食事の上に，あんかけやとろみをつけたものをかけるなどの工夫が大切です．

④ミキサー食
　軟食の主食，副食をミキサーにかけて流動状にしたものであり，欠損歯や義歯の不適合，咀嚼障害や嚥下障害などがある場合に用います．

⑤流動食
　かまずに摂取できる流動状の食物で，野菜スープ，重湯，くず湯，牛乳などが該当し，消化器官の機能低下の場合に用いられます．チューブを体内に挿入し栄養を摂取する経管栄養法の際には，市販の濃厚流動食が使われています．

⑥その他
　当事者の状態に合わせた食事形態のものが，さまざまなメーカーから市販されています．図7－32は，容易にかめる→歯ぐきでつぶせる→舌でつぶせる→かまなくてよいと，パッケージに表

示され，食事形態を選択しやすい工夫がされています．

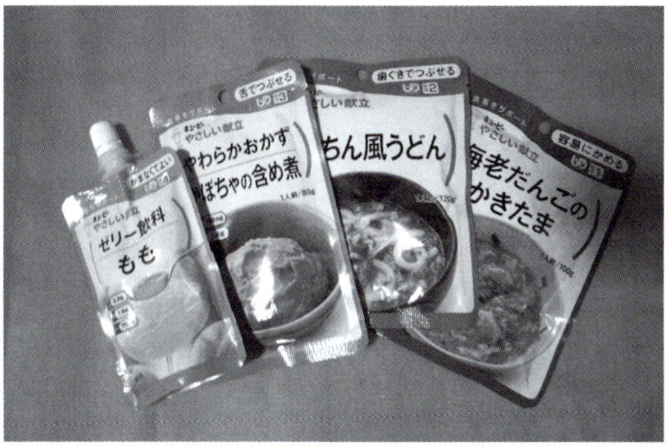

図7－32　市販の嚥下食

◆4◆訓練としての食べさせ方のポイント

①前述したように，口腔ケアを行い口腔衛生を図ります．
②頸部など間接的訓練を行います．当事者に応じた内容の訓練を行います．
③当事者が上を向かないような位置に介助者の位置を決めます．
④何を食べるかを当事者に説明しながら見せます．
⑤適量をスプーンに取り，舌の中央部，あるいは中央やや奥に一口量を置きます（図7－33参照）．
⑥その際，あごを引いてもらって「ごっくんしてください」といい，嚥下運動を確認します．不十分な場合は，再度ごっくん（嚥下）してもらいます．あごが上がりそうな場合は，指であごを軽く押さえておきます．
⑦聴診器を使い，嚥下音を確認するとわかりやすいです（図7－34参照）．
　ゴロゴロ，ヒーヒーなどの異音がないか確認します．
　聴診器がダブルタイプの場合は，シャフト部分を回してダイヤフラム面（膜面），ゴム面（ベル面）を使い分けます（図7－35参照）．
⑧嚥下後の湿性嗄声を確認し，必要に応じて空嚥下を促します．
⑨1食にかける時間は30分程度を目安に行います．
⑩食後はリクライニング位にした状態にし，すぐには寝かせないようにします．

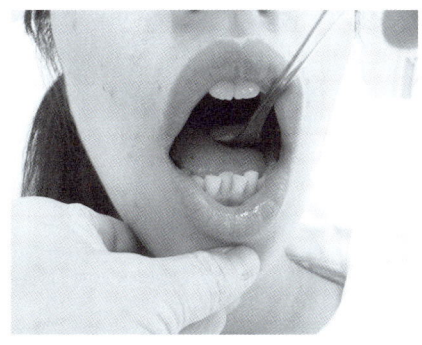

図7－33　一口量を舌にのせる 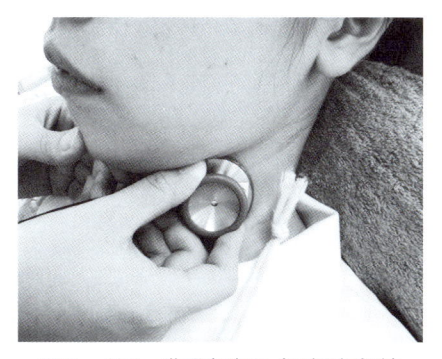　　　　　図7－34　嚥下音確認（頸部聴診法）

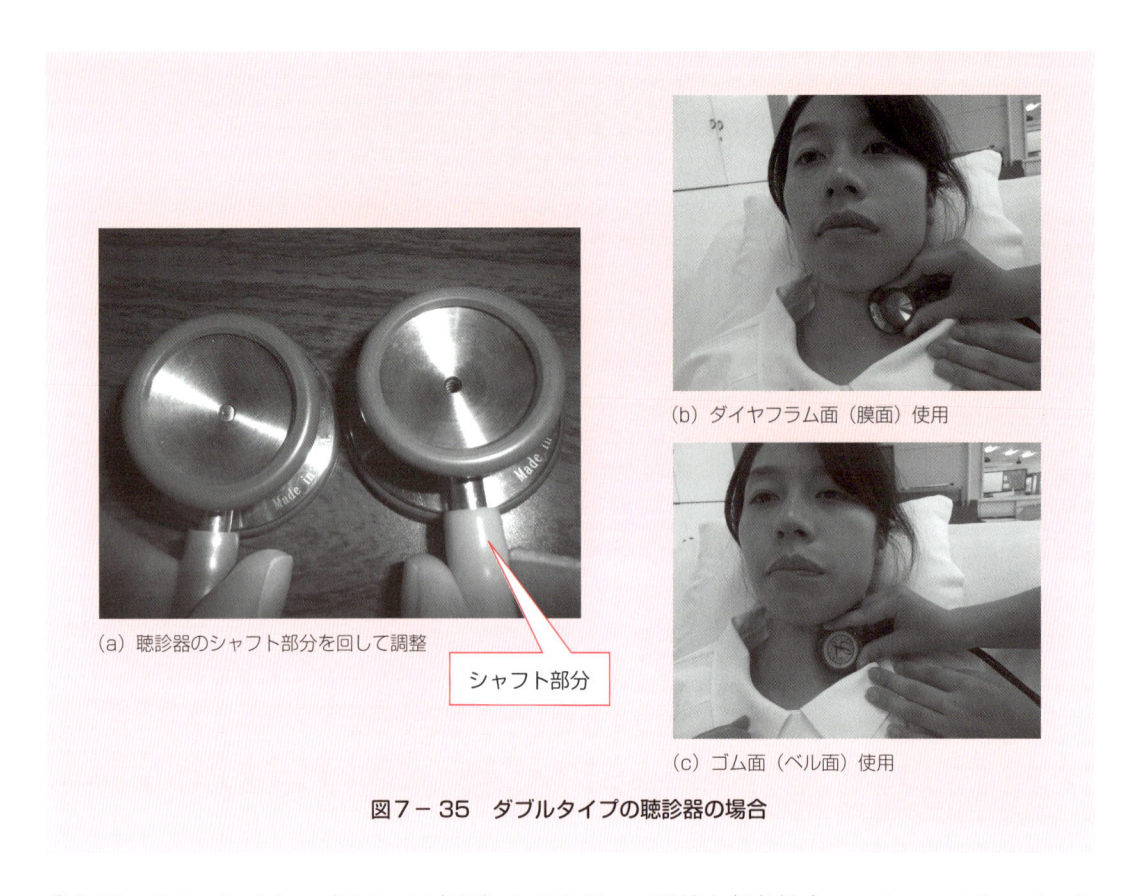

(a) 聴診器のシャフト部分を回して調整

シャフト部分

(b) ダイヤフラム面（膜面）使用

(c) ゴム面（ベル面）使用

図7-35　ダブルタイプの聴診器の場合

⑪市販のゼリーやプリン（図7-36参照）などを用いて訓練を行う場合，フルーツの入っていないもの，また，寒天はとけないためゼラチンが使用されているものを選択し，窒息しないように注意を払います．

⑫スプーンは，柄が長いスプーンが使いやすいです（図7-37参照）．

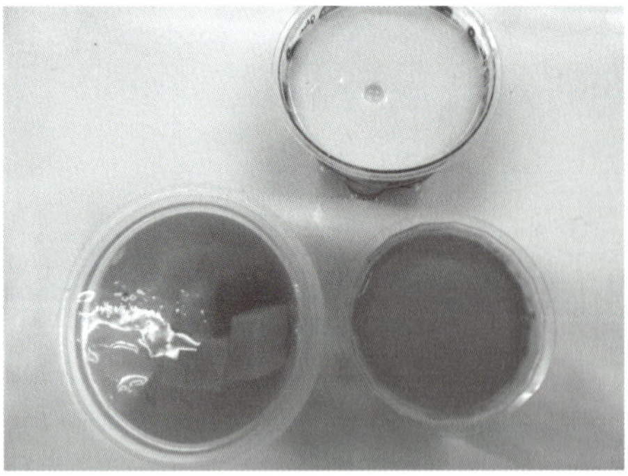

図7-36　市販のゼリー，プリン

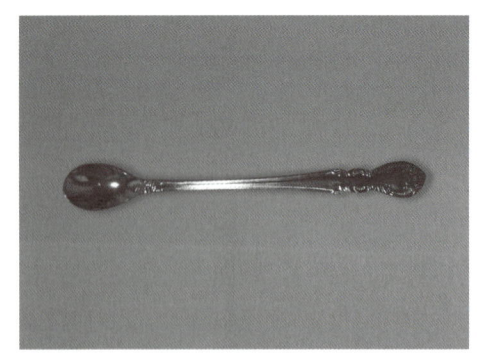

図7-37　柄の長いスプーン

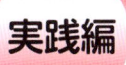

第7章 摂食・嚥下障害患者へのアプローチ

実践編　楽しい間接的訓練を考えてみよう！　各評価を体験しよう！

　身近なグッズを使って遊びを取り入れた間接的訓練を考えてみましょう．ここで紹介する内容には予防的な方法が多く含まれていますので，少し工夫すれば介護予防教室などでも活用できます．

　また，食事を使った直接的訓練は，まずは誰かに食事をさせる介助を練習することから始めてみましょう．

やってみよう❶　間接的訓練①　風船を使って

風船を膨らませます．
口唇，舌，頬の機能訓練になります．また，呼吸訓練にもなっています．

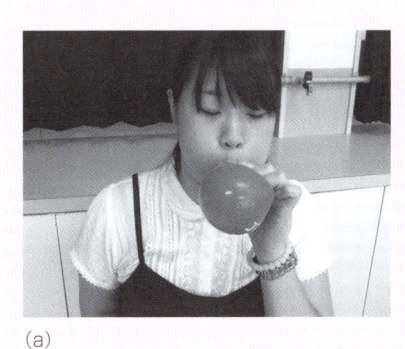

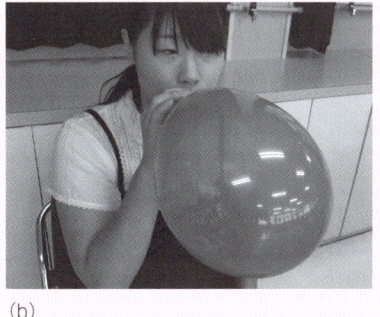

　　　(a)　　　　　　　　　　　　　(b)
図7－38　風船を膨らます

風船が膨らんでくると，空気が漏れないようにつまむ指にも力が必要です．

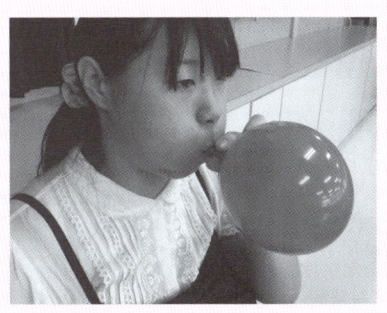

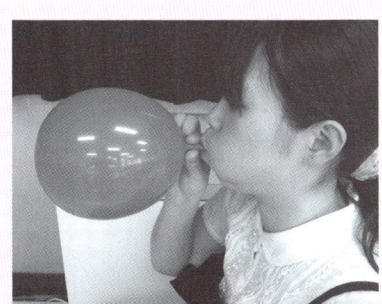

　(a) 右横から見たところ　　　(b) 左横から見たところ
図7－39　風船を膨らます

153

やってみよう ❷ 　間接的訓練②　吹き戻しを使って

　昔懐かしいおもちゃ，吹き戻しを使います．
　空気が通る箇所が2カ所あるタイプを使用していますので，十分呼吸訓練につながっています．吹き戻しが1カ所のタイプもありますので，当事者の状態によって選択するとよいでしょう．写真は音が出るタイプですので，楽しいと感じる人にはよいのですが，大人数で行うと少々騒がしいかもしれません．

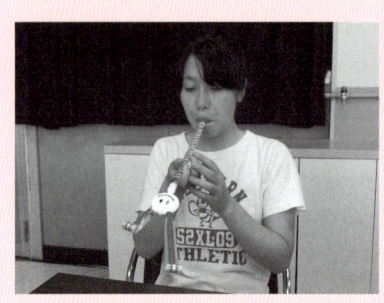

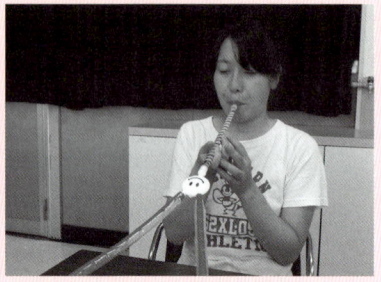

(a) 一方が膨らまない状態　　　(b) 両方膨らんだ状態

図7－40　吹き戻しを使って

やってみよう ❸ 　間接的訓練③　シャボン玉を使って

　シャボン玉を吹くことは，口唇，舌，頬の機能訓練，また，呼吸訓練にもなっています．
　風船よりは，吹く力が少し弱くてもできますが，誤って吸ってしまう可能性がある人には向きません．

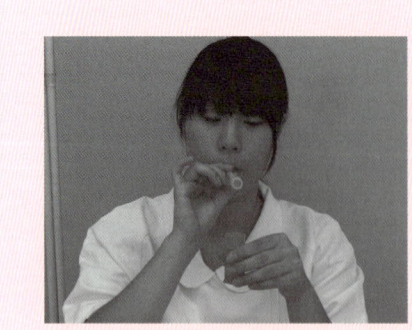

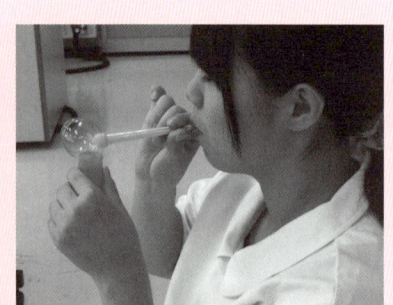

(a) 正面から　　　(b) 横から

図7－41　シャボン玉を使って

第7章 摂食・嚥下障害患者へのアプローチ

やってみよう ❹　間接的訓練④　替え歌を使って

手足を動かしたり，顔面や舌の運動に使えるような替え歌を考えてみましょう．

【「365歩のマーチ」の替え歌】

　健康は歩いてこない
　だから毎日舌を出そう
　まえにベー　もう一度ベー
　次は左右に出してみよう
　右にベー　左にベー
　次はほっぺをふくらまそう
　最初は右　続いて左
　最後は真ん中　ぶくぶくぶー

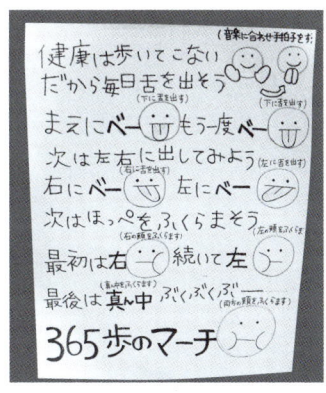

図7-42　「365歩のマーチ」の替え歌で

【「明日があるさ」の替え歌】

　大きく口を開けましょう
　ベロの運動始めましょう
　下に出し，上にもむけ
　鼻につけましょう
　右にむけ，左にむけ
　元気になりましょう

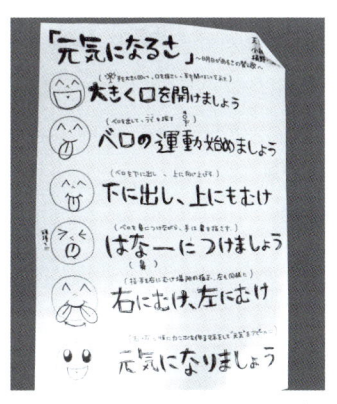

図7-43　「明日があるさ」の替え歌で

【「ふるさと」の替え歌】

　口を開けて
　パクパク
　ベロを出して　上・下
　次は右へ　左へ
　最後にベロをグルグル

これらは，学生が考えた歌と運動です．
そのほかにもいろいろ考えて，一緒に行うと楽しいですね．

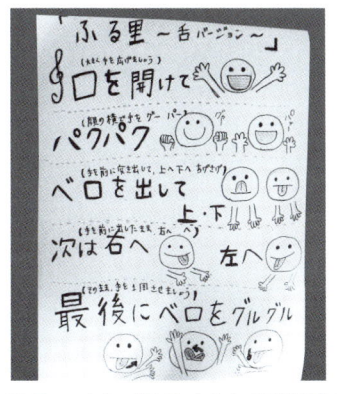

図7-44　「ふるさと」の替え歌で

やってみよう ❺　　食物を使った練習

　直接的訓練を行う前に，他者の口に食物を挿入することから練習しましょう．また，非利き手での食事も体験しましょう．そのほか，咀嚼回数の測定を体験しましょう．

　介助者は，健側，この場合，左側から食事介助します．当事者に一つひとつの食材について伝えながら献立を説明し，食欲をわかせる必要があります．
　当事者の右口角周辺にセロテープを貼り，右片麻痺を想定します．

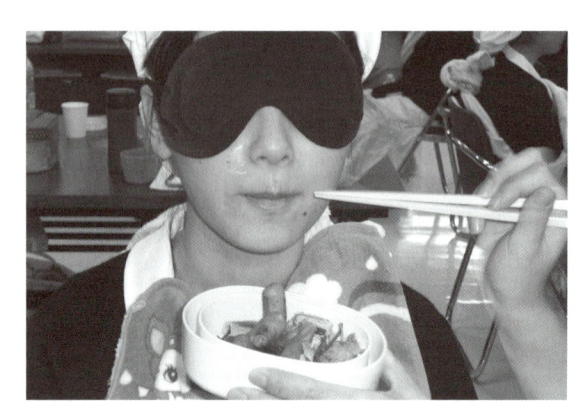

図7-45　介助による食事の様子

　支援者の声かけの必要性がよく理解できます．
　当事者は，こわごわ食べる様子がみられます．
　はし，大スプーン，小スプーンでの介助を体験します．
　口腔内に入れる適量を，少しずつつかみとることができます．

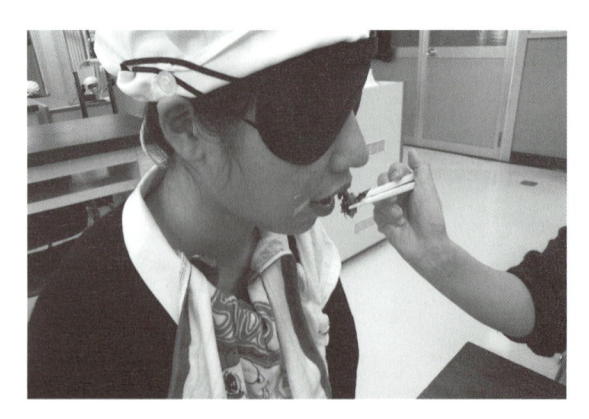

図7-46　介助による食事（横から）

こわごわ食べる様子がうかがえます．
食べてもらいながら，聴診器で嚥下音を聞くことも練習します．

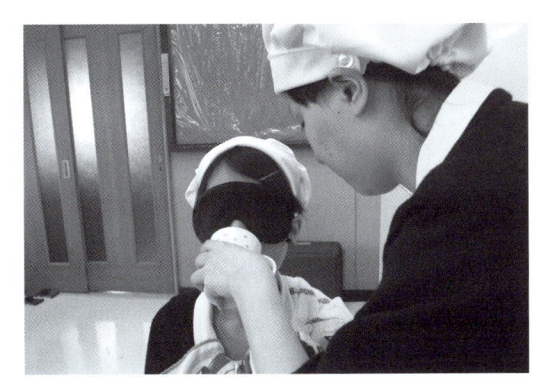

図7-47　お茶を飲ませる介助

水分を扱う介助は，両者ともに大変緊張します．

次に，各自非利き手で食事をしてみましょう．利き手交換によって食事をしたり歯磨きをしたりしなければならない人の気持ちを少し感じてみましょう．

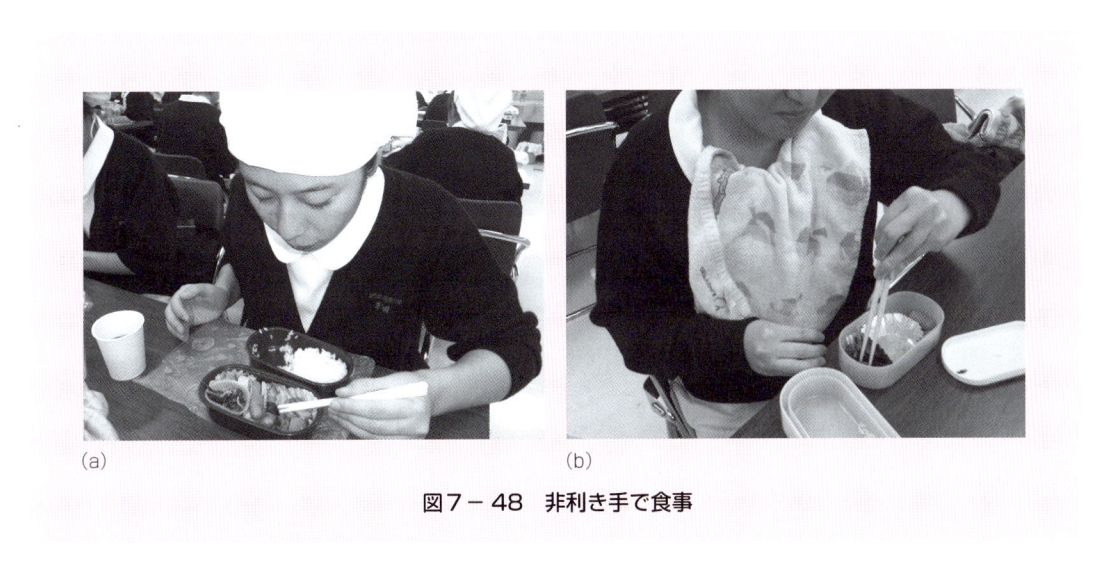

(a)　(b)

図7-48　非利き手で食事

なかなか上手にはしが使えず，非利き手を使うということがどれだけ大変なのかを考えることができたと思います．

次は，咀嚼回数を測定しましょう．

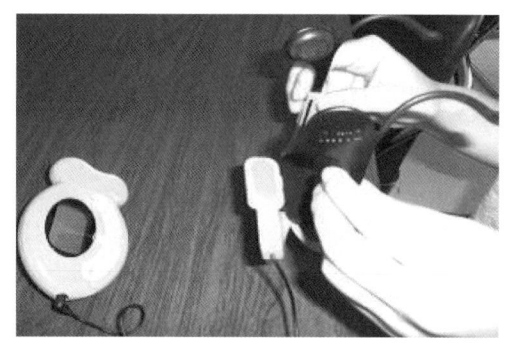

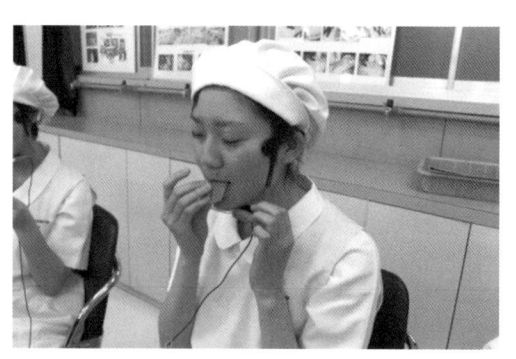

図7-49　かみかみセンサー®にて咀嚼回数を測定

図7-50　咀嚼回数測定中

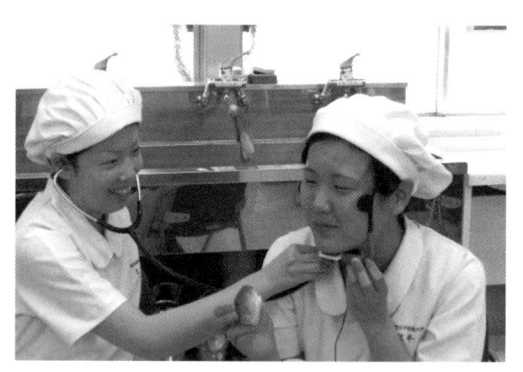

図7-51　嚥下音確認

　食物を使った訓練を人に対して行うにあたり，まずは自分で食物を使った練習をしておくと自信がもてます．また，食物をかんで飲み込むとはどういうことかを身体を通して考えることもできます．

　また，嚥下食をいろいろ味わってみるのも大切です．当事者がおいしいと感じず食が進まないのを摂食・嚥下障害と思い込むことにならないように，いろいろ体験して確認をしておくと役立つでしょう．

第8章

高齢者に役立つ口腔に関する健康教育

第8章の要点

2006（平成18）年介護保険制度の改正によって定められた「介護予防」に関する取り組みは，医療職や介護職の業務を広げることになりました．高齢になってもいきいきと暮らしていくためには，心身の衰えを予防することが大切です．元気な高齢者が要介護状態に陥らないように，そして介護が必要な人はそれ以上悪化しないように取り組まなければなりません．

介護予防サービスの一つに「口腔機能の向上」が挙げられていますが，口腔機能を維持・向上させることは疾病の予防にもつながっているのです．そのため，歯科医師，歯科衛生士をはじめとする関連職種は，高齢者の口腔機能の評価を行い，「栄養の改善」「運動器の機能向上」の介護予防の取り組みとともに，自立した暮らしを支援する必要があります．

この章では，介護予防の取り組みに役立つ口腔に関する健康教育を紹介します．

口腔機能の向上へのポイント

口腔機能を維持・向上させ，しっかりと食物をかむことができれば，必要な栄養素をバランスよくとることができ，体力が高まります．体の活力は生きる意欲につながり，表情を豊かにしてくれます．生活習慣のなかで，少し口のことを考え，ちょっとした工夫をすることが疾病の予防につながるということを，高齢者にわかりやすく伝えることが重要です．

各施設の入所者や通所者，あるいは地域の高齢者など，対象となる高齢者の状態はさまざまですが，それぞれに対応した口腔内や義歯の手入れの方法，摂食・嚥下などの説明をする必要があります．

以下の1から3は，高齢者の特徴を踏まえた事柄ですので，各高齢者の身体的・精神的な状態を考え，指導内容を組み合わせます．

1 口腔の働き

口には，歯や歯肉，舌，そして粘膜などがあり，主に「食べる」「呼吸をする」「言葉を話す」「顔の表情をつくる」といった働きをしています．その一つひとつを説明していきます．

①食べる

食べるという行為は，摂食，咀嚼，嚥下から成り立っています．食物をどのように食べるかを脳で判断して，適量を口に運びます．口に入った食物をかみ砕いて，飲み込み，食道から胃に送り込みます．

②呼吸をする

　空気は，主に鼻を通して気管や肺に吸い込みますが，時に口から空気を吸うこともあります．また，吸い込んだ空気を鼻や口から吐き出します．

③言葉を話す

　声は，気管，喉頭，咽頭，鼻，口などの発音器官によってつくり出されます．話すことは，食べるとき以上に，口唇，舌，あご，頰の複雑な運動が必要となります．また，発音には歯列状態が作用します．

④顔の表情をつくる

　顔を構成する表情筋によって，楽しい，怒り，悲しいなどの感情を顔に表します．特に，口の周りの筋肉が，表情を表現するのに大きな役割を果たしています．

2 高齢者の口腔環境の変化

　加齢とともに体が衰えるのと同じように，口腔内の状態も変化します．歯や歯肉，舌などの状態が変化することによって，以下のような変化がみられるようになります．

①歯，歯周組織の変化

　咬合面の咬耗や歯頸部周辺のくさび状欠損など，歯のすり減りがみられるようになります．歯槽骨の吸収，歯肉の退縮によって，歯根の露出がみられ，齲蝕に罹患しやすくなります．また，歯肉退縮の部分に，歯垢や歯石が付着しやすくなります．

②舌，粘膜の変化

　唾液の分泌量の減少がみられ，それに伴い自浄作用が低下し，口腔衛生が保ちにくくなります．口腔内の適度な温度と湿度によって，口腔内の汚れを栄養とする細菌の増殖がみられます．それらが，口臭の原因になったり味覚障害を生じたりすることがあります．

③義歯の不適合

　義歯を使用するうちに，人工歯がすり減り，歯や歯肉の状態の変化などから義歯の不適合がみられます．不正咬合（かみ合わせの不良など）の状態を放置すると，食物がかみにくくなったり口腔内に傷がついたりすることがあります．また，義歯のあたる刺激による炎症が起こりやすくなります．

3 口腔のトラブル

　高齢者の場合，口腔機能の低下から誤嚥性肺炎を引き起こすことが大きなリスクとなっていま

す．咽頭のところで，食物が通過する食道と空気が出入りする気道が交差しているため，飲み込むという機能が低下した場合，食物や唾液が誤って気管へ入ってしまいがちです．その際，口のなかの細菌が肺に入り込み，それが原因で肺が炎症を起こすことを誤嚥性肺炎といい，高齢者の場合，これが寝たきりになったり，ときには死亡の原因となることもあります．また，高齢になると加齢によって，あるいはストレスや薬剤の影響など，さまざまな要因から口腔乾燥症になる人が多くなります．口腔内が渇いて食事がとりにくくなったり，発音がしにくくなったりします．

❹ 予防のポイント

<歯磨き>

　各々の口腔に合った清掃用具を使用し，磨き残しがないように，ていねいに磨き細菌数を減らします．また，舌や粘膜などの清掃は口腔リハビリテーションにつながっています．

①歯ブラシは，毛先を歯と歯肉にあて2本ずつ磨くように細かく動かし，順番にていねいに歯の表側，裏側，かみ合わせを磨きます．要介護高齢者の場合，軟らかめの歯ブラシがお勧めです．
②歯ブラシ以外に，デンタルフロスや歯間ブラシなどの補助用具を使い，効果的に口腔内を清掃します．ただし，開口を保持することが難しい場合は，危険を伴うことがありますので使用しないほうがよいでしょう．
③舌ブラシや軟らかい歯ブラシなどで，舌を奥から前に軽くこすり磨きます．また，スポンジブラシや軟らかい歯ブラシなどで，口の中の粘膜を清掃します．
④義歯を装着している場合は，歯を磨く際に外して義歯用歯ブラシまたは歯ブラシを使って流水下で洗います．

<うがい>

　ぶくぶくうがいやガラガラうがいをしっかりと行うことによって，口腔内の清潔を保ち，口腔機能の低下を予防します．また，うがいの回数を増やすと口腔内の乾燥を予防できます．

①水を口に含み，口を閉じたまま頬を上下，左右，前後に動かすぶくぶくうがいをします．
②水を口に含み，頭を後ろにそらせてのどの奥まで開けて，のどの粘膜を洗うガラガラうがいをします．
③口唇が閉じられない，頬や舌が動かせない，水が吐き出せない場合，うがいの水を誤嚥する危険がありますので，体位や方法などを変えて安全に行います．ただし，水でむせてうがいができない場合は無理にしないようにします．

<口の体操>

　高齢に伴って，徐々に飲み込む力が弱くなってきます．そのため，水分を飲むとむせたり食物をつまらせたりしやすくなり，誤嚥性肺炎のリスクが高まります．顔面や口腔をよく動かす体操を心がけることで，口腔機能の低下を予防します．

①深呼吸，首の体操，口の開閉，口唇の体操，舌の体操，頬の体操等の運動を日常的に行い，飲み込む反射や誤って飲み込んだ物を吐き出す反射を低下させないようにします．
②「パパパ」「タタタ」「カカカ」「ラララ」をできるだけ早く発音し，口唇や舌をトレーニングします．
③「ゴホン」と咳き払いをし，咳嗽力（がいそう）を鍛えます．

＜その他＞
①栄養のバランスのとれた食事を，しっかりかんで食べ，体力や病気に対する抵抗力の低下を防ぎます．
②定期的に歯科健診を受け，口腔に関する健康を維持することを心がけます．

説明用媒体のつくり方

　伝達のために使用される媒体は，コミュニケーションの補助的手段として用いられます．媒体は，使用することによって当事者に，楽しい，やってみようと，興味をもってもらえるものでなければなりません．使用する媒体は，高齢者が理解しやすいように大きくて，色がはっきりしたものにします．健康教育では，伝える方法の巧拙が指導に大きな影響を与えるため，媒体の選択は重要です．そして，いくら上手に媒体が仕上がっても，使いこなさなければ意味がありません．そのことを理解した上で，大きな声でゆっくりと，わかりやすく説明し，媒体を十分に生かした講話を行うように心がけます．
　高齢者を対象に健康教育を行う場合，子どもに使用するような動物やアニメのキャラクターをモチーフとした媒体を使用しても，あまり喜ばれないかもしれません．しかし，高齢者の多くが知っている曲に合わせて手拍子を入れるような場面では，とても盛り上がることもあります．つまり，画一的な教育や指導を行うのではなく，対象となる人（高齢者）の興味に応じた方法で，歯の大切さや義歯の手入れ方法，食べること（摂食・嚥下）のしくみなどを伝える媒体を工夫するとよいでしょう．
　高齢者に歯磨きの必要性を感じてもらうためには，歯磨きの楽しさを知ってもらうことが大切です．単に歯を磨く技法を伝えるのではなく，当事者の心を動かし行動へとつなげる健康教育を行う上でも，媒体の使用は大変有効です．

1 口腔内のしくみを示す媒体

　歯周病の原因，口腔内や義歯の清掃方法を説明するのに使用できる媒体の作製方法を紹介します．媒体の作製に用いる材料はいろいろありますが，紹介する媒体は布を使っているため，たた

めて持ち運びに便利です．また，布は面ファスナー（マジックテープ®）を付けたり，手芸用綿によって膨らみを付けられるので使いやすい素材です．

用意するもの

50cm×90cm程度の黒い布（フェルト），白・黄・ピンクなどのフェルト，手芸用綿，針，糸，新聞，針金，アルミホイル，面ファスナー，接着剤，はさみ

作製方法

①基礎となる黒い布（フェルト）を用意する（図8－1参照）．
②作製する臼歯，歯槽骨，歯肉などを想定して新聞で型紙をつくる（図8－2参照）．
③歯を想定した白のフェルトを黒い布の上に置き，歯根に合わせて歯槽骨を想定した黄色のフェルトを接着剤で貼る（図8－3(a)参照）．
④歯肉を想定したピンクのフェルトの裏面と基礎となる黒い布の表面に面ファスナーを縫い付け，歯肉を取り外せるようにしておく．
⑤歯肉を想定したピンクのフェルトの表面に面ファスナーを縫い付け，プラーク（歯垢）を表すフェルトを付けることができるようにしておく（図8－3(b)参照）．
⑥表現したい歯肉退縮の位置を考え，ピンクのフェルトを貼り付ける．
⑦人工歯になる部分（白いフェルト）に手芸用綿を詰めて，その周辺と義歯床の形に切ったピンクのフェルトを縫い付ける．
⑧人工歯の裏面と黒い布にそれぞれ面ファスナーを縫い付ける（図8－4(a)参照）．

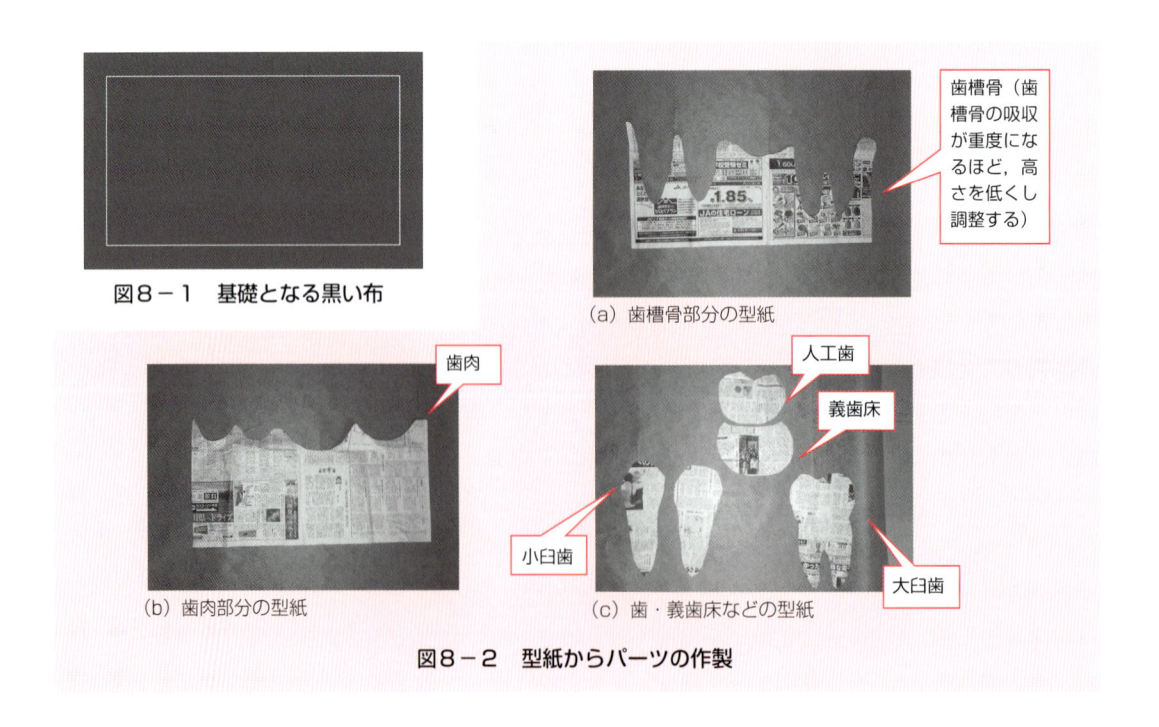

図8－1　基礎となる黒い布

(a) 歯槽骨部分の型紙　歯槽骨（歯槽骨の吸収が重度になるほど，高さを低くし調整する）

(b) 歯肉部分の型紙　歯肉

(c) 歯・義歯床などの型紙　人工歯　義歯床　小臼歯　大臼歯

図8－2　型紙からパーツの作製

⑨クラスプは，針金にアルミホイルを巻きつけて作製し，義歯に縫い付ける．

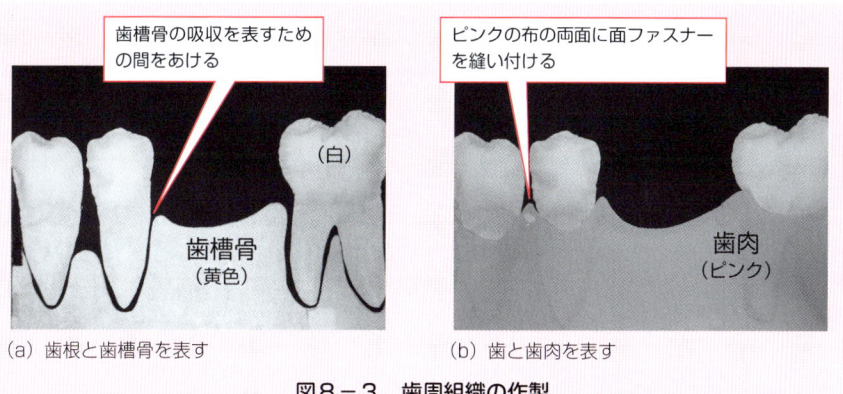

(a) 歯根と歯槽骨を表す　　(b) 歯と歯肉を表す

図8-3　歯周組織の作製

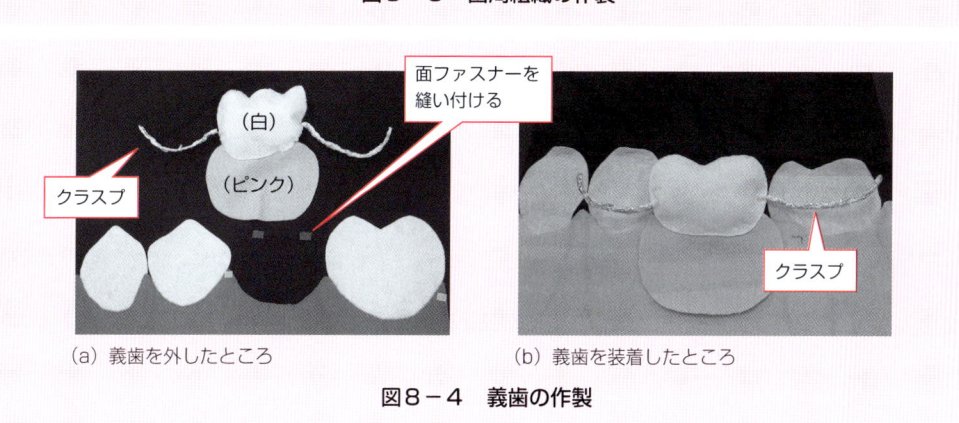

(a) 義歯を外したところ　　(b) 義歯を装着したところ

図8-4　義歯の作製

活用のしかた

媒体を用いて，義歯の着脱や手入れの方法，歯周病について説明している寸劇の一部です（特別養護老人ホームにて．図8-5参照）．

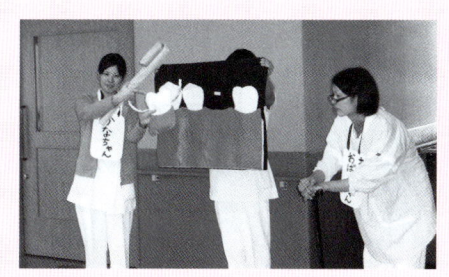

(a)「下顎に入っている入れ歯を外すときは，バネのところを持って下から上に上げるの．入れ歯は白い歯，ピンクのところ，バネのまわり，裏側をていねいに洗ってね」
「なるほど……」

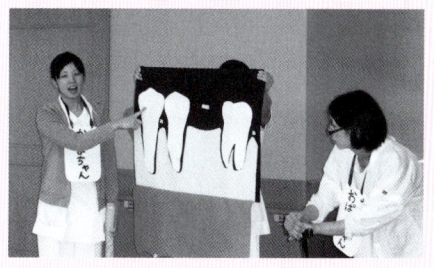

(b)「歯に汚れが付いたままだと細菌が増えて歯を支えている骨をとかすの．すると，歯がぐらぐらしてくるのよ」
「それは大変だわ」

図8-5　歯周病について説明しているところ

2 食べること（摂食・嚥下）のしくみの説明媒体

　食べること（摂食・嚥下）のしくみなどを説明するのに使用できる媒体の作製方法を紹介します．食べたり飲んだりした際の飲食物がどのように体内に送り込まれていくのかを知ることによって，口の清潔が全身の健康につながっていることを理解してもらいやすくなります．また，誤嚥性肺炎についてのリスクも説明できます．紹介する媒体の材料は，不織布と布とを組み合わせてあるため，軽くて持ち運びに便利です．

用意するもの

　黄色の不織布（縦180cm×横90cm），フェルト，面ファスナー，手芸用綿，ひも，針，糸，接着剤，はさみ

作製方法

①基礎となる黄色の不織布を用意する．
②気管から肺，食道から胃を想定した各パーツを作製し，基礎となる黄色の不織布の上に縫い付ける（図8－6参照）．
③肺や胃の部分は，手芸用綿を入れて膨らみをつける．
④空気が通る道を想定した青いフェルト，食べ物が通る道を示す赤いフェルトを作製し，各パーツの上に接着剤で貼る．
⑤食べ物（カステラ）を示す媒体をフェルトで作製する（図8－7参照）．

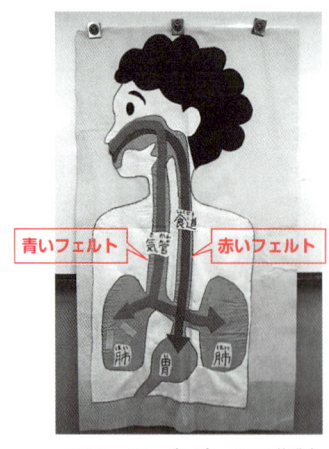

図8－6　各パーツの作製

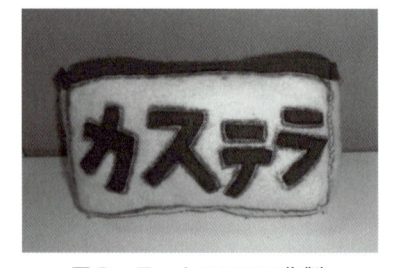

図8－7　カステラの作製

活用のしかた

　食べたり飲んだりするとむせるというおばあちゃんに，孫の歯科衛生士まきちゃんが，媒体を用いて摂食・嚥下のしくみについて説明している寸劇の一部です（図8－8参照）．

第8章 高齢者に役立つ口腔に関する健康教育

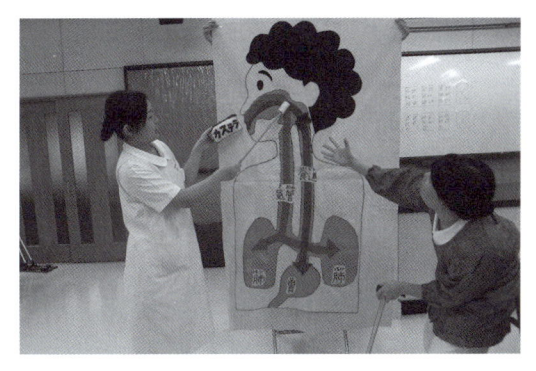

図8-8 摂食・嚥下のしくみについて説明しているところ

3 その他の媒体

　義歯の媒体を発泡スチロールを使って立体的に作製するのもわかりやすいと思います（図8-9参照）．また，図8-10，図8-11は口が開閉したり舌の出し入れができるので予防体操の説明に役立ちます．

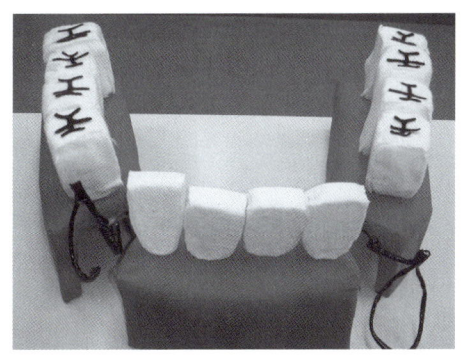

図8-9 義歯の媒体

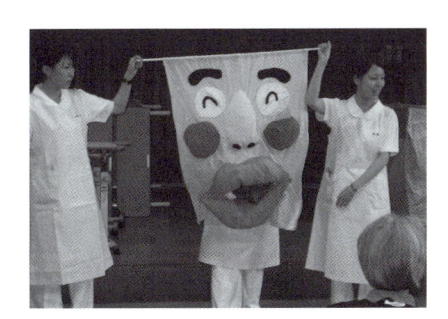

図8-10 舌を引っ込める　　　図8-11 舌を出す

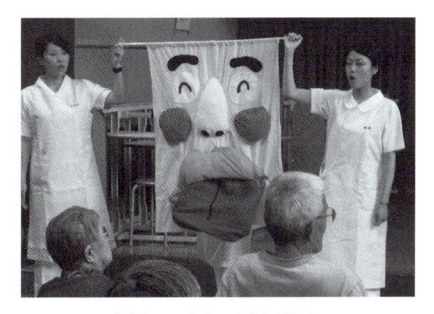

　作製した媒体は，説明の内容や方法によって，さまざまに活用することができます．また，同じ媒体を使用し，同じ方法で実施しても，必ずしも同じ効果が得られるとは限りません．当事者に必要な指導内容を考え，ポイントを決め，上手に健康教育に取り入れましょう．

実践編　高齢者施設で口腔に関する健康教育をしよう

　歯科に関わる健康教育は，当事者が適切な歯科保健行動をとることができるように，専門的な立場から助言し，支援するとともに，現場の職員，家族，関係者と一緒に口腔の健康を考えることが大切です．施設で行う場合，施設職員の口腔に関する知識を深める機会ともなるため，一緒に参加してもらうとよいでしょう．

　まず，集団を対象として，媒体を用いた歯や義歯の手入れ方法，嚥下に関する講話や寸劇を行い，口腔機能向上のための予防体操を行います．その後，個別に口腔ケアや口腔機能評価を行うと，非常にわかりやすく効果的です．

　ただし，実施場所や時間に制約がある場合は，この限りではありません．各施設の入所者，通所者，地域の高齢者の状態によって講話や寸劇の内容は異なりますが，高齢者を疲れさせることがないよう，おおむね30〜40分を目安にします．

　また，集団のなかで実際に歯磨きをするようなときには，プライバシー保護の観点から，隣の人との間についたてをするなどの工夫をするのが望ましいでしょう．

　ここでは，学生が高齢者施設で行った口腔にまつわる健康教育を紹介しましょう．

1　高齢者施設での寸劇

　高齢者施設で行った学生による寸劇を紹介します（スライド1〜20）．
　登場人物は，おじいちゃん，孫で歯科衛生士のあすかちゃん，おじいちゃんの友達のサヨじいちゃんです．
　ストーリーは，孫のあすかちゃんが，久しぶりにおじいちゃんのところに遊びに行き，おじいちゃんの口に関する悩みを見事に解決したというものです．

はじまり　はじまり

第8章 高齢者に役立つ口腔に関する健康教育

1

臨地実習
高齢者施設において

おじいちゃんは，自分の口臭について悩んでいました．

2

こんにちは
おじいちゃん
元気だった？

おお
久しぶりだな〜
実は
悩みがあって…

悩みって？

お口のにおいが
気になるんだよ

歯科衛生士として働く孫のあすか
今日は 久しぶりにおじいちゃんに
会いに来ました

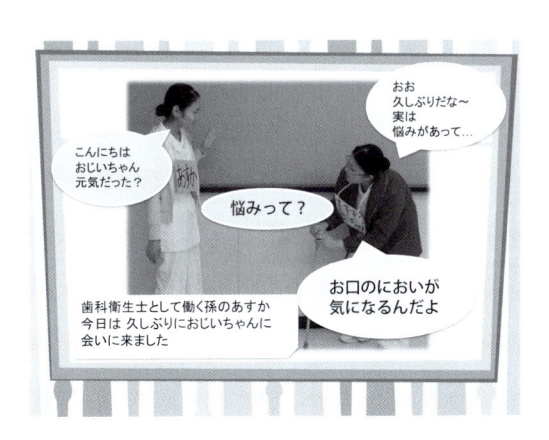

おじいちゃん：最近，入れ歯を入れることになったんだけど，どうも口のにおいが気になるんだよ．
あすか：そうなんだ．おじいちゃん，入れ歯のお手入れはしてるの？
おじいちゃん：入れ歯のお手入れ？
あすか：そうよ．食事のあとや寝る前に，入れ歯を外して洗ってる？

どうやら，おじいちゃんは，義歯（入れ歯）清掃について知らなかったようです．

3

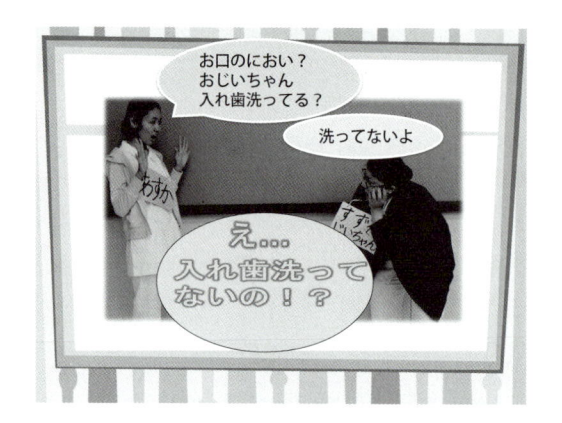

おじいちゃん：自分の歯は磨いているけど，入れ歯は外して洗ってないなー．
あすか：えっ！おじいちゃん，入れ歯を洗ってないの？
おじいちゃん：うん．でも，寝るときは，入れ歯を外して水に漬けてるよ．

孫のあすかちゃんは歯科衛生士．早速おじいちゃんに歯と義歯の手入れを説明しました．

4

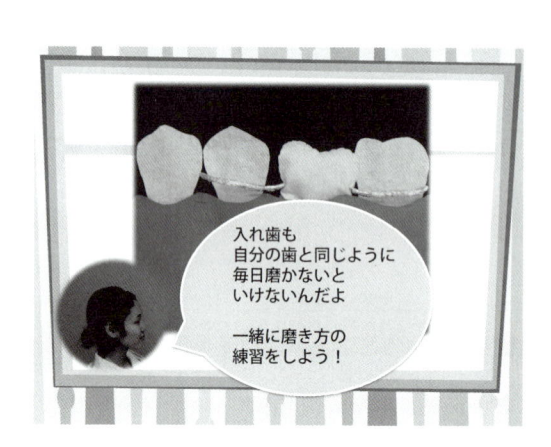

あすか：おじいちゃん，入れ歯も自分の歯と同じように歯ブラシできれいに洗わないといけないのよ．寝る前は，入れ歯をきれいに洗ってから水を入れた容器に入れるのよ．入れ歯を洗わずに水に漬けるだけだと細菌がいっぱいよ．
おじいちゃん：そうかー．入れ歯は自分の歯と同じように歯ブラシで洗うのか．知らなかった．でも，どうやって入れ歯を洗えばいいんだい．
あすか：これは，おじいちゃんの口よ．入れ歯が入っているのは左の下よ．
おじいちゃん：ふむふむ

まず，義歯を外しましょう．

5

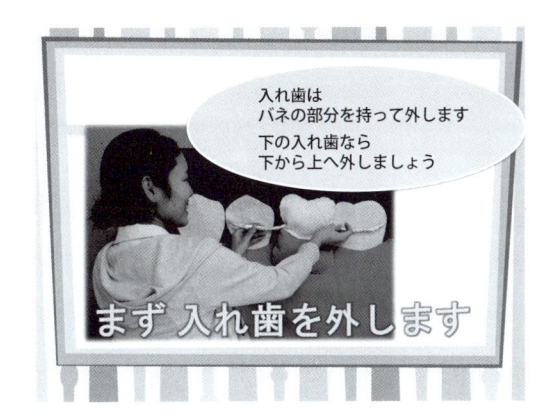

> 入れ歯は
> バネの部分を持って外します
> 下の入れ歯なら
> 下から上へ外しましょう
>
> まず 入れ歯を外します

あすか：入れ歯は口の中から外してから洗うのよ．おじいちゃんは，下に入れ歯が入っているから，入れ歯のバネを下から上に上げて外すの．もし，上に入れ歯が入っていたら，バネを上から下に下げて外すの．

次に，外した義歯を隅々まできれいに磨きます．

6

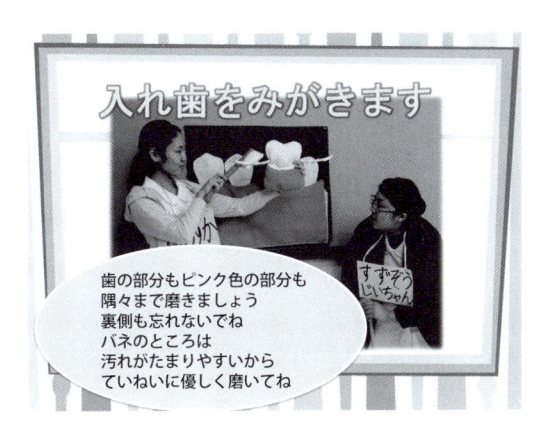

> 入れ歯をみがきます
>
> 歯の部分もピンク色の部分も
> 隅々まで磨きましょう
> 裏側も忘れないでね
> バネのところは
> 汚れがたまりやすいから
> ていねいに優しく磨いてね

あすか：外した入れ歯は歯ブラシで磨くのよ．入れ歯の白い歯，ピンクのところは表側と裏側を隅々まで磨くのよ．バネのところは，汚れがたまりやすいから忘れないで磨いてね．ていねいに優しく磨いてね．

そして，歯も磨きましょう．

7

> 自分の歯もみがきます
>
> 自分の歯も
> しっかり磨きましょう
> 入れ歯のバネがかかる歯は
> 汚れやすいので
> しっかり磨いてください
>
> 舌や粘膜も
> マッサージ
> するように
> 磨いてね

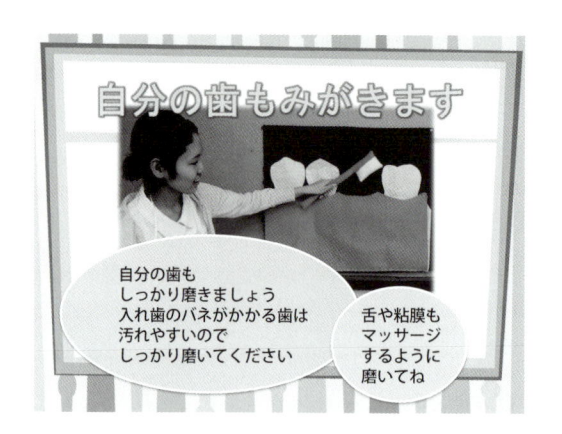

あすか：自分の歯もしっかり磨くのよ．歯と歯肉の境目，歯と歯の間，かみ合わせ，そして入れ歯のバネがかかる歯はていねいに磨いてね．それから，舌や粘膜を磨くとお口が清潔になるし，マッサージ効果もあるのよ．

歯周病の予防のためにも，しっかりと歯磨きしましょう．

8

> 汚れが残ったままだと…
>
> 歯ぐきが痩せて
> 骨も減ってくるの
> そしてどんどん悪くなると
> 歯が抜けてしまうんだよ

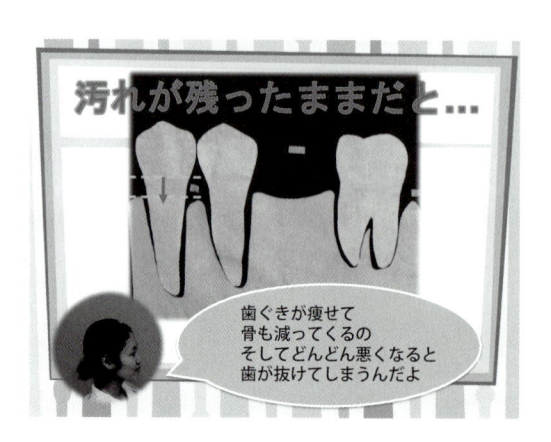

おじいちゃん：そんなにていねいに磨くのかい．
あすか：歯に汚れが残ったままだと，こんなふうに歯を支えている骨がとけちゃうのよ．そして，歯ぐきが下がってしまうの．どんどん悪くなると，歯がぐらぐらしてきて抜けてしまったり，むし歯でもないのに抜かないといけなくなるかもしれないの．だから，自分の歯をしっかり磨きましょうね．そして，舌はマッサージするように，後ろから前に磨くのよ．頬の内側とか粘膜も磨いてね．入れ歯や残っている歯，それから舌や粘膜まで全部きれいに磨いてね．そしたら，お口のにおいは気にならなくなるはずよ．

歯磨きのポイントです．

第8章 高齢者に役立つ口腔に関する健康教育

9

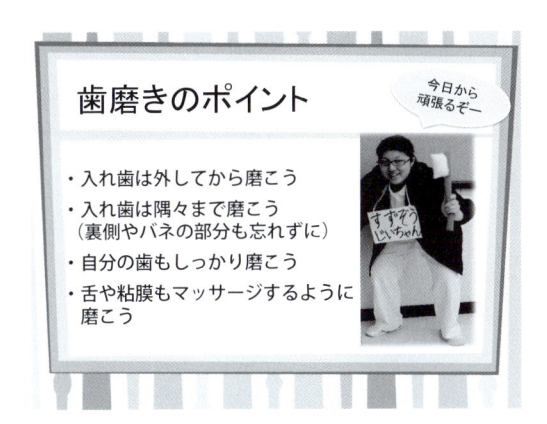

[歯磨きのポイント]
・入れ歯は外してから磨こう
・入れ歯は隅々まで磨こう
（裏側やバネの部分も忘れずに）
・自分の歯もしっかり磨こう
・舌や粘膜もマッサージするように磨こう

おじいちゃん：なるほど．入れ歯も自分の歯も舌も粘膜も全部きれいに磨けば，口臭に悩まなくっていいんだね．よーし，今日からやってみよう．
あすか：おじいちゃん，頑張ってね．

おじいちゃんの友達，サヨじいちゃんが遊びにやってきました．

10

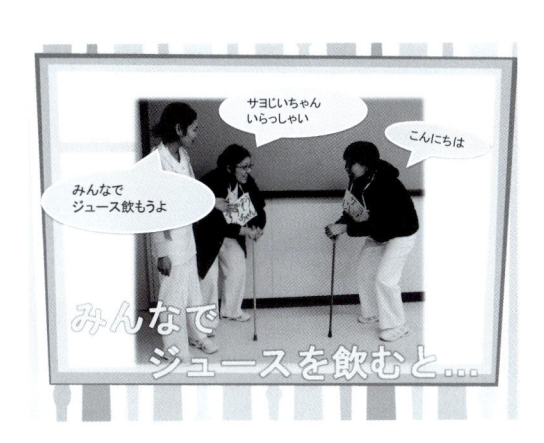

サヨじいちゃん：やあ，こんにちは．今日は，あすかちゃんが遊びに来てたのかい？
あすか：はい．サヨじいちゃん，こんにちは．
サヨじいちゃん：おいしいジュースを持ってきたんだ．それとおいしそうなお菓子も持ってきたんだ．ちょうどよかった．三人でおやつの時間にしようよ．
あすか：やったー．ありがとう．

ジュースを飲んだおじいちゃんたちは，「ゴホ，ゴホ」とむせてしまいました．

173

11

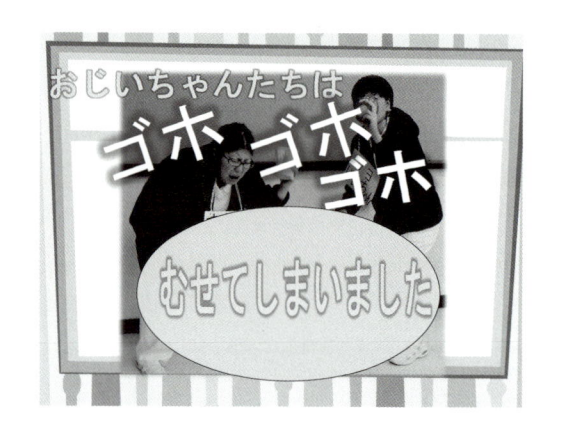

おじいちゃん：ゴホ，ゴホ，ゴホ，ゴホ
サヨじいちゃん：ゴホ，ゴホ，ゴホ，ゴホ
あすか：二人とも大丈夫？　苦しそうだわ．
おじいちゃん：最近，わしもサヨじいちゃんも食べたり飲んだりしたら，よくむせるんだ．

サヨじいちゃんは，あすかちゃんから誤嚥について教えてもらいました．

12

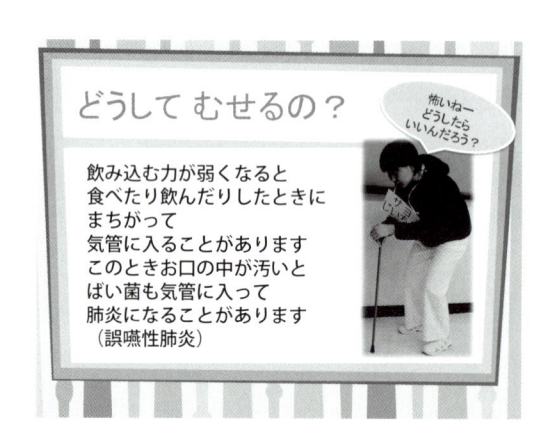

サヨじいちゃん：たしか，あすかちゃんは歯科衛生士だったね．どうして食べたり飲んだりしたらむせるんだい？　教えてくれないかい？
あすか：そうねー．二人とも，飲み込む力が弱くなってきているのかもしれないね．
おじいちゃん：むせるのと飲み込む力は，どういう関係があるんだい？
あすか：飲食物は食道に流れていくんだけど，飲み込む力が弱くなると，飲食物が食道に行かずに気管に入ってしまうことがあるの．気管に入るとさっきみたいに「ゴホ，ゴホ」とむせたりするの．このとき，お口の中が汚れていて細菌が繁殖していると，細菌が飲食物と一緒に気管，そして肺へと流れ，肺炎になってしまうことがあるのよ．
おじいちゃん：そりゃー，大変だ．

サヨじいちゃん：怖いねー．でも，どうすればいいんだい？

あすかちゃんは，おじいちゃんたちに予防の方法を伝えました．

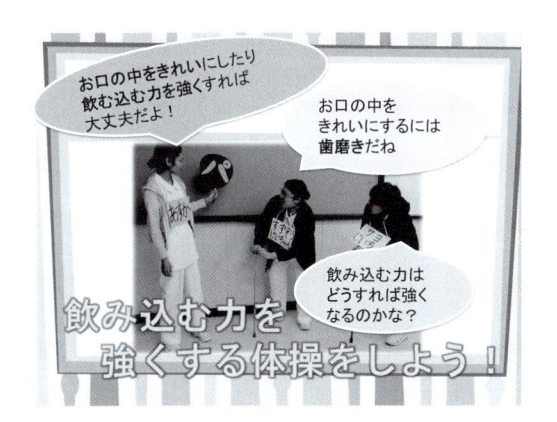

あすか：お口の中をきれいにしておくといいよ．あとは，飲み込む力を強くする口の体操や，首や肩の体操をするといいのよ．今から一緒にその体操やってみない？

おじいちゃんたち：よし，やってみよう．

まず，口を動かす練習をしましょう．

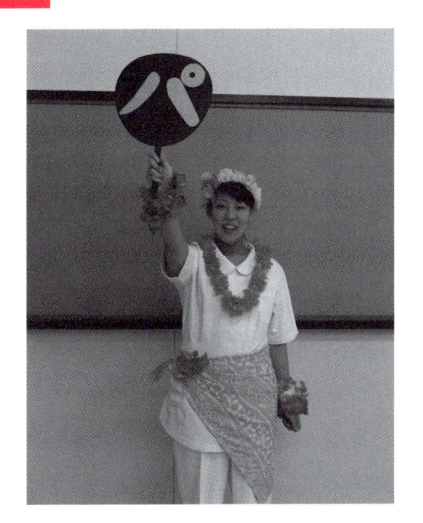

口唇を訓練します．
「パパパ」と繰り返し速く発音します．

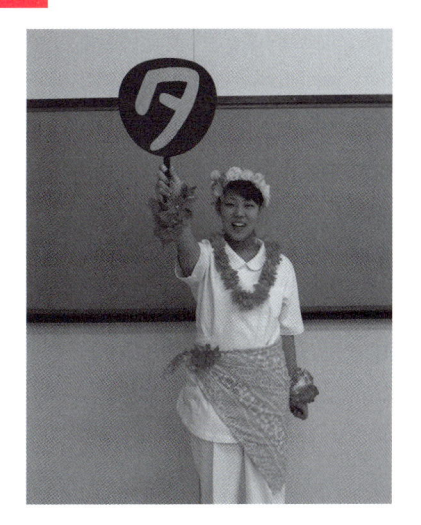

舌の前方の動きを訓練します．
「タタタ」と繰り返し速く発音します．

16

舌の後方の動きを訓練します．
「カカカ」と繰り返し速く発音します．

17

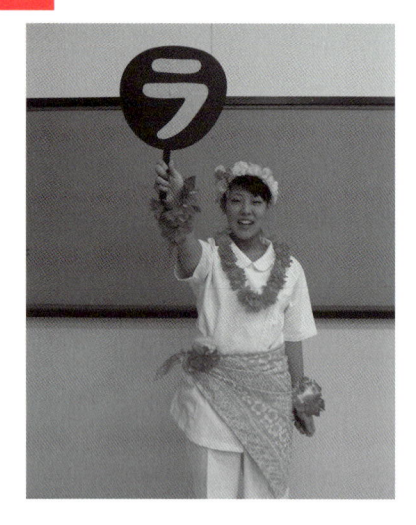

舌の裏側を訓練します．
「ラララ」と繰り返し速く発音します．

フラガールの衣装で，パタカラフラダンスを踊りましょう．

18

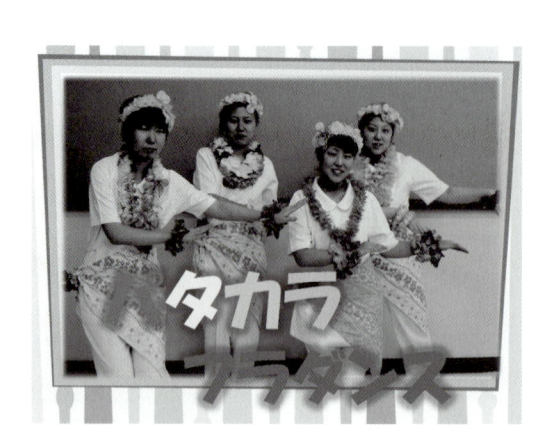

音楽に合わせて，手をゆらゆら，腰をふりふり，運動をします．

口と一緒に手足の運動です．

19

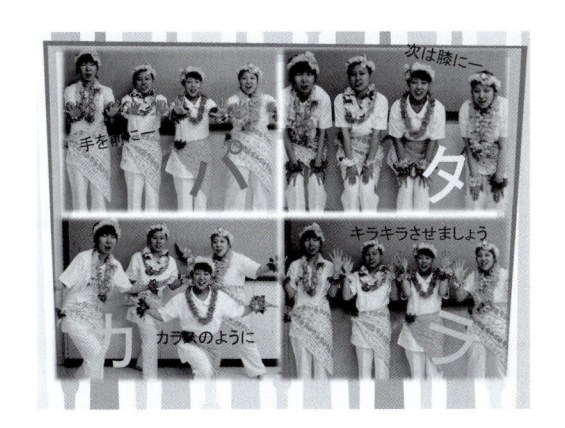

「パパパ」「タタタ」「カカカ」「ラララ」と発音しながら，手足も一緒に動かします．
高齢者の方々に，「動かせる範囲でやってみましょう」と伝えます．

高齢者の様子を見ながら，できそうなら，もう1回やってみましょう．

20

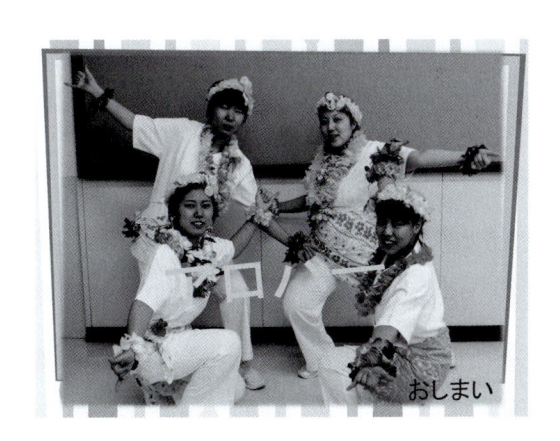

おじいちゃん：ああ，この体操をしたら元気がでてきたよ．これなら，簡単にできるし楽しいな．
サヨじいちゃん：そうだな．今日は，ごはんがおいしく食べられそうだ．毎日，やるぞー．

おじいちゃんたちは，毎日，義歯や歯，そして舌や粘膜もきれいに磨いて，飲み込む力を強くする口の体操や首の体操を続けています．
おかげで，むせずにおいしくごはんが食べられるようになりました．

おしまい

「パパパ」「タタタ」「カカカ」「ラララ」などの発音，口唇を突き出したり戻したり舌を出したり引っこめたり，頬を膨らませたり吸ったりなどの口の体操に，深呼吸，首や肩の体操，腕や足の体操なども組み合わせます．訓練というより，当事者（高齢者）に楽しんでもらえるような工夫が大切です．日々の生活に取り入れて予防に努めることが重要ですので，音楽を用いたり衣装を凝らしたりして楽しんで体操すると効果的です．音楽も，演歌やクラシックなど，その日の気分で変えてみるのもいいでしょう．

　「口腔機能の向上」は，生命存続につながっています．口腔機能の状態がよくなると，唾液分泌も活発になってきます．清潔で潤った口腔内環境に努め，おいしく食事をし，そして友達との語らいが楽しめる，そんないきいき長寿人生を送れるように支えましょう．

おわりに

　高齢社会への突入は，歯科衛生士のような専門職の職域にも変化をもたらすこととなりました．歯科衛生士は，歯科診療所に来院する患者様を対象とした医療サービスのみならず，要介護者の居宅（在宅）や高齢者施設を訪問する医療・介護サービスの担い手として活動することも多くなってきました．また，そのことは，歯科衛生士としての熟練した技術を発揮できる新たな就業スタイルをも形成しつつあります．今後ますます，医療や介護の枠にとらわれることなく総合的な知見をもち，そのうえでさまざまな専門性に応じた専門職種間の協業を進めるシステムづくりが求められることでしょう．医療・介護サービスの多様化に対応し，要介護者を支援できる歯科衛生士の育成を図るとともに，自己研鑽に努めたいと思います．

　私が本書の執筆を手がけたきっかけは，関西女子短期大学祖父江鎭雄学長から，「口腔介護」領域の本の執筆をするよう，幾度となくお言葉がけをいただいたことです．しかしながら，何をどのようにまとめていけばよいのか悩み続け，数年が過ぎました．少々の時を要しましたが，こうして本書の出版に至ったことは喜びにたえません．ここに，深く感謝の意を記します．

　また，日ごろから「口腔介護」関連の助言をくださる臼本鏡子先生と山下政代先生，本書の撮影に協力してくれた本学学生と卒業生，そして，編集の労をとってくださったメディカ出版の佐々木由紀美さん，フリー編集者の杉村和美さんなど，みな様に御礼申し上げます．

　最後に，常に心配しながらも支え続けてくれる年々老いる両親に，これからも末永く見守ってほしいとの願いを込め，心より感謝の意を捧げたいと思います．

　　2012年1月

濵元一美

【参考文献】

1）改正障害者基本法ガイドブック編集委員会編．改正障害者基本法ガイドブック．日本身体障害者団体連合会，2005．

2）平野浩彦，本間昭，細野純，池山豊子，六角僚子，柴田範子，高場由紀美，生井美紀．実践！認知症を支える口腔のケア．東京都高齢者研究・福祉振興財団，2007．

3）植田耕一郎．"口腔機能向上の評価—基本チェックリスト項目の改善—に関する考察．"口腔機能の向上の実施体制と評価に関する研究．厚生労働科学研究費補助金長寿科学総合研究事業 平成20年度総括・分担研究報告書，2009，35-39．

4）植田耕一郎．歯科衛生士のための介護予防：入門から実践まで．クインテッセンス出版，2006．

5）伊藤加代子，葭原明弘，高野尚子，石上和男，清田義和，井上誠，北原稔，宮崎秀夫．オーラルディアドコキネシスの測定法に関する検討．老年歯科医学．2009，24(1)，48-54．

6）岩尾俊一郎．"障害者自立支援法までの道程．"「障害者自立支援法」時代を生き抜くために．批判社，2006．

7）上田敏．ICF（国際生活機能分類）の理解と活用：人が「生きること」「生きることの困難（障害）」をどうとらえるか．きょうされん，2005．

8）小笠原正．障害を持つ患者さんへの接し方．大阪府歯科衛生士会学術誌．2005，Vol.14，14-17．

9）緒方克也監修．歯科衛生士のための障害者歯科．第3版，医歯薬出版，2006．

10）日本歯科衛生士会監修，金子芳洋編．歯科衛生士のための摂食・嚥下リハビリテーション．医歯薬出版，2011．

11）菊谷武監修．基礎から学ぶ口腔ケア：口をまもる生命をまもる．学習研究社，2007．

12）菊谷武編著，西脇恵子，田村文誉著．介護予防のための口腔機能向上マニュアル．建帛社，2006．

13）高江洲義矩監修，北原稔，白田チヨ編．実践訪問口腔ケア．上巻：わかるからできるまで．クインテッセンス出版，1999．

14）高江洲義矩監修，北原稔，白田チヨ編．実践訪問口腔ケア．下巻：こんなときどうする⁉．クインテッセンス出版，2000．

15）慶応義塾大学医学部リハビリテーション医学教室．第14回FIM講習会資料．2003．

16）世界保健機関著，障害者福祉研究会編．ICF国際生活機能分類：国際障害分類改訂版．中央法規出版，2002．

17）田尻寿子，辻哲也．特集，EBOT時代の評価法：機能的自立度評価法（FIM）．作業療法ジャーナル．2004，38(7)，568-577．

18）高橋仁美，佐藤一洋編著．フィジカルアセスメント徹底ガイド：呼吸．中山書店，2009．

19）高橋未哉子．口腔筋機能療法の実際：指導のポイントとその効果．クインテッセンス出版，1991．

20）竹原祥子，下山和弘．舌の構造と機能訓練．老年歯科医学．2006，21(1)，44-47．

21）戸原玄，下山和弘．反復唾液嚥下テストの意義と実施上の要点．老年歯科医学．2006，20(4)，373-375．

22）撫本めぐみ，木寅佑果子，菅佐智子，平野奈緒美，宇野智恵，大津有希，宮本順美．脳性麻ひ児の

刷掃指導．日本歯科衛生士会学術雑誌．2001，30(1)，32-33．
23) 並河正晃．老年者ケアを科学する：いま，なぜ腹臥位療法なのか．医学書院，2002．
24) 西尾正輝．標準ディサースリア検査．インテルナ出版，2004．
25) 西尾正輝．摂食・嚥下障害の患者さんと家族のために．改訂第3版，インテルナ出版，2008．
26) 窪田金次郎監修，日本咀嚼学会編著．誰も気づかなかった噛む効用：咀嚼のサイエンス．日本教文社，2009．
27) 萩原久美子．医療秘書実務シリーズ，10：医療における接遇の基本．建帛社，2007．
28) 濱元一美．歯科衛生士学生を伴う支援活動の一報告：障がい者活動センターでの活動を通して．関西女子短期大学紀要．2011，Vol.21 27-35．
29) 濱元一美，花谷早希子，柴谷貴子．要介護高齢者における口腔機能評価とADLの関連性について．日本歯科衛生学会雑誌．2011，5(2)，64-68．
30) 濱元一美．要介護高齢者における口腔機能評価に関する報告：RSST評価からの一考察．老年歯科医学．2010，25(2)．139-142．
31) 濱元一美．より個別性の高い口腔介護を目指して：口腔ケアチャートの活用と実践．高齢者けあ．2000，4(2)，77-85．
32) 濱元一美，岡野恵美，糸田昌隆，長砂孝，川合秀治．歯科医療におけるQC活動を考える病院歯科の例から：個別性に合わせた歯ブラシの改良を試みて．歯科衛生士．1995，19(7)，26-31．
33) 滝野勝昭監修，林弘康著．高齢者の寝たきりを防ぐ家庭介護のリハビリテーション：無理なくできて機能回復．日本医療企画，1999．
34) 南温，中田和明，奥山秀樹，三上隆浩，木村年秀，佐々木勝忠，植田耕一郎，新庄文明．介護保険施設と歯科医療施設の連携による口腔機能改善への取り組みとその評価．老年歯科医学．2004，19(1)，25-33．
35) 森戸光彦ほか．最新歯科衛生士教本：高齢者歯科．全国歯科衛生士教育協議会監修，医歯薬出版，2003．
36) 森崎市治郎ほか．最新歯科衛生士教本：障害者歯科．全国歯科衛生士教育協議会監修，医歯薬出版，2003．

索引 50音順

■あ
アームサポート　34, 38
アームスリング　67
あいさつ　18, 24
アイマスク　22
アダムス・ストークス症候群　50
アルコール依存症　52
アルツハイマー型認知症　52
あんかけ　150

■い
生きがい　48
息継ぎ　125, 126
意識障害　50
意思疎通　14
移　乗　41, 68, 89
　　──テクニック　41
胃食道逆流　139
一部介助　113, 116, 117
移　動　65, 67, 68, 70, 89
　　──手段　31, 62
糸式ようじ（⇒デンタルフロス）　75
入れ歯　111, 114-117
　　──の有無　110, 114
　　──の清掃　110, 115
　　──の装着　110, 115
　　──の着脱　110, 115
　　──の保管　110, 117
胃ろう　118, 139
　　──造設　82
飲食物の取り込み　118, 119
インスリン作用不全　51
インスリン非依存性　51
咽頭期　135

■う
ウイルス　55
うがい　56, 109, 148, 162
　　──テスト　121, 124
齲　蝕　111
うつ状態　48, 51
うつ病　52
腕や足の体操　178
運動器の機能向上　160
運動機能障害　88
運動障害　51
運動速度　120, 121, 124
運動ニューロン　51
運動の巧緻性（巧みさ）　120, 121, 124
運動の力　120, 121, 124
運動の範囲　120, 121
運動麻痺　50

■え
栄養摂取方法　82
栄養の改善　160
腋窩温　59
X線透視装置　138
嚥　下　120, 128, 134, 160
　　──運動　127
　　──音　151
　　──機能　120, 122
　　──機能評価　127
　　──しにくい食事　149
　　──しやすい食事　149
　　──障害　120
　　──造影検査（⇒VF）　138
　　──内視鏡検査（⇒VE）　138
　　──反射　145
　　──反射誘発　128

■お
オーラル・ディアドコキネシス　121, 125
起き上がる　38
汚　水　76, 77, 86
オトガイ筋　143
音　楽　178

■か
ガーグリング　121, 125
ガーグルベースン　97
ガーゼ　77, 85
開　口　76, 82
　　──位　120
　　──度　74
　　──障害　52
　　──状態　76
介護サービス　26, 28
　　──計画（ケアプラン）　28
　　──の種類　27
介護認定審査会　27
介護負担度　64
介護保険　27
　　──制度　26
　　──制度の改正　160
介護予防　108, 160
　　──サービス　160
　　──訪問介護（ホームヘルプ）　28
　　──訪問看護　28
　　──訪問入浴　28
　　──訪問リハビリテーション　28
介護老人保健施設　29
介助用ブレーキ　34
介助量　65, 88
疥　癬　55

咳嗽反射　108, 137
改訂 BDR 指標　108, 109
改訂水飲みテスト（⇒ MWST）　122, 127, 138
潰　瘍　78, 88, 93
改良ブラシ　64, 70, 75, 88, 90-93, 98, 113, 116
替え歌　155
過剰指導　92
顔　色　57
顔の表情をつくる　161
カ　音　125
　　──の交互反復　125
過開口　85
下顎周辺　83
過緊張　82, 85
拡張期血圧　49, 58
過剰介護　89
臥床生活　49
家　族　30, 109
　　──環境　26
　　──関係　17
　　──のサポート　48
肩の運動　140
片麻痺　96, 105
活性型ビタミン D　52
活　動　10-12
　　──制限　10, 11
可動域　88, 91, 95
過　敏　86
　　──除去　85
　　──反応　85
かみかみセンサー®　158
紙粘土　98
かむ力　126
仮面様顔貌　51
粥　118, 150
空嚥下　128, 145, 151
ガラガラうがい　121, 125, 162
カルシトニン　52
加　齢　48
簡易検査法　138
肝炎（B 型，C 型）　55
感音性難聴　49
感覚器障害　49
環　境　11, 26
　　──因子　11-13
　　──整備　30
間欠的経管栄養法（⇒ OE 法）　139
還元ヘモグロビン　59
観　察　110, 113, 114, 116
監視・準備　65
肝障害　54
カンジダ　80, 88
関節滑膜　52

間接的訓練　140, 153
関節リウマチ　51, 91, 94, 95
感染症　54, 55
完全自立　65
顔　面　83, 85
寒冷刺激法　145

■き
起炎菌　80
記憶障害　52
気管切開　82
利き手　21, 101
　　──交換　16
刻　み　118
　　──食　118, 150
キシリトール咀嚼力判定用ガム　127
義　歯　71-73, 111, 114-117
　　──安定剤　81
　　──清掃　80, 81, 92
　　──清掃用具　102
　　──着脱　108, 109
　　──の手入れ　170
　　──の着脱　80
　　──の不適合　73, 161
　　──の保管　72, 81
　　──の名称　79
　　──用歯ブラシ　78, 80, 96, 162
　　──を磨く　71
疑似体験　19
期待過剰　92
機能・形態障害　10
機能訓練　153, 154
機能障害　10, 11, 15
　　──・能力障害・社会的不利の国際分類（⇒ ICIDH）
　　10
機能的自立度評価（⇒ FIM）　62, 64
キャスター（前輪）　34
ギャッチアップ　32, 82
吸引器　82
吸光スペクトル　59
吸　盤　96, 103, 104
　　──付義歯用歯ブラシ　78, 96, 102
仰臥位　32
頬　筋　143
狭心症　50
協調運動障害　108
胸　痛　50
局部床義歯　79
虚血性心疾患　50
拒　否　82
起立性低血圧　51
筋萎縮性側索硬化症（⇒ ALS）　51
筋固縮　51

筋・骨格系　51
筋刺激訓練法　143
筋ストレッチ　140
緊　張　48
　　──度　57
筋の拘縮　94
近隣関係　17

■く
くいしばり　85
空　気　161
　　──圧　37
くさび状欠損　161
口の開閉　163
口の体操　162, 175, 178
駆動輪（後輪）　34
首の運動　140
首の体操　163
首や肩の体操　175, 178
くも膜下出血　51
クラスプ　79, 80, 116
グリップ　34, 75, 91, 94
グルタール製剤　56
車椅子　31, 33, 34, 88
　　──の介助　31
　　──の種類　35
　　──の取り扱い方　36
　　──の名称　33, 34
くるリーナブラシ　76

■け
経　管　118
　　──栄養法　82, 139
経　口　118
　　──栄養法　139
　　──摂取　118
　　──摂取不能　73
経済状態　26, 48
経済的要因　17, 54
経静脈栄養法（⇒点滴）　140
経皮的動脈血酸素飽和度（⇒ SpO_2）　59
経皮内視鏡的胃ろう造設術（⇒ PEG）　139
経鼻経管　118
経鼻的経管栄養法（⇒ NG 法）　139
頸　部　83
　　──可動域訓練（⇒ ROM 訓練）　141
　　──前屈　148
　　──聴診法　128
契　約　26
毛　先　74
化　粧　66
血　圧　57, 59
　　──測定　58

結合剤　78
言　語　15
　　──障害　15, 82
健康関連領域　10
健康教育　163, 168
健康的要因　54
健康領域　10
健口くん　125
現状把握　88
研磨剤　78

■こ
ゴーグル　56
ゴールドプラン　26
高　音　17
構音障害　15, 120
口　蓋　76
口　角　120, 123
口腔運動機能　120
　　──評価　120
口腔衛生指導　64
口腔衛生状態　110, 111
口腔環境の変化　161
口腔乾燥症　162
口腔期　134
口腔機能の向上　160
口腔機能の評価　109, 121, 126
口腔機能評価　168
口腔筋機能療法　120
口腔ケア　24, 66, 73, 82, 146, 168
口腔疾患状況　110, 111
口腔周囲　83
口腔周囲筋　120
口腔清掃　74, 90
　　──管理　91
　　──の自立度　108
　　──の自立度判定基準（⇒ BDR 指標）　108, 109
　　──の評価　108
口腔前庭　76, 128
口腔内環境　63, 64
口腔内観察　111
口腔内清掃　62
口腔内の主訴　30
口腔内のマッサージ　84
口腔粘膜　78
口腔のトラブル　161
口腔の働き　160
口腔保湿剤　78
口腔リハビリテーション　162
高血圧　49, 50
　　──症　49
高血糖状態　51
膠原病　51

咬合圧　79
咬合関係　111
咬合力評価　122, 126
鉤歯　79, 80
高次脳機能低下　50
口臭　112, 169
口唇訓練　143
口唇の動き　125, 132
口唇の運動　132, 140
口唇の運動範囲　123
口唇の体操　163
口唇の突出　121, 123, 131
口唇を引く　121, 123
高浸透圧性非ケトン性昏睡　51
構成概念　11
後退運動　124
硬直　83
　　――状態　83
喉頭　127, 137
　　――蓋　137
　　――閉鎖　137
　　――隆起　127
行動管理　91
口内炎　78, 88, 111
咬耗　161
後輪　34
口輪筋　84, 143
高齢者施設　168
高齢者の健康状態　48
講話　168
誤嚥　32, 97, 137, 138, 174
　　――性肺炎　51, 108, 137, 161, 166
　　――予防　77
小刻み歩行　51
呼吸　57, 120, 136
　　――器感染症　108
　　――器系　51
　　――筋麻痺　51
　　――訓練　146, 153, 154
　　――障害　108
　　――数　58
　　――測定　58
　　――の様子　58
　　――不全　51
　　――をする　161
国際生活機能分類（生活機能・障害・健康の国際分類
　　⇒ICF）　10
国際生活機能分類－国際障害分類改訂版－　10
個人因子　11, 12
骨性の痛み　52
骨折　52
骨粗しょう症　52
コップ　97, 105

言葉　20
　　――を話す　161
コミュニケーション　13-15, 18, 24, 64, 68, 163
　　――ボード　15
ゴム面　151
ゴム手袋　56
孤立感　54
混乱期　14

■さ
座位　32
細菌　55, 88
　　――性肺炎　51
最小介助　65
最大介助　65
在宅　18, 24, 26
　　――サービス　28
　　――酸素療法　60
サイドガード　34
坂道　46
参加　10-12
　　――制約　10, 11
酸化ヘモグロビン　59
残根状態　111
酸素ボンベ　67
360度歯ブラシ　75, 101
残存機能　74
残存能力　89

■し
シート　34
歯科衛生士による評価　110
視覚　16
　　――障害　16
歯科診療台　41
歯科保健行動　168
歯間ブラシ　75, 162
歯間隣接面　76
歯垢　111
　　――の付着　88
歯根の露出　161
歯周病の予防　172
自浄作用　80, 108
自助具　64, 66, 70, 72, 88, 90, 91, 93, 113, 116
視診　138
姿勢　148
歯石　112
施設　26
　　――サービス　29
　　――への短期入所生活介護（ショートステイ）　28
　　――訪問　18
歯槽骨の吸収　161
舌　76, 77, 147

──訓練　143
　　──清掃　85
　　──突出癖　120
　　──の上移動，舌の下移動　129
　　──の運動　140
　　──の後方の動き　126
　　──の前方の動き　125
　　──の体操　163
　　──の突出　120, 121
　　──の突出⇔後退　121, 124
　　──の左移動　121, 123
　　──の右移動　120, 121
　　──の右移動⇔舌の左移動　121, 124
　　──ブラシ　77, 147, 162
舌，粘膜の変化　161
失語症　15
湿性嗄声　128, 151
指定介護療養型医療施設　29
指定介護老人福祉施設　29
している ADL　64
自動血圧計　59
歯肉の退縮　161
自発性　109
視　野　23
社会資源　30
社会的認識　64, 68
社会的不利　10
社会的要因　54
灼熱感　88
惹起性　127
シャフト部分　151, 152
シャボン玉　154
シャンク部分（頸部）　91, 92, 95, 96, 101
集音器　17, 49
習慣性　109
習慣付け　90, 92
　　──の工夫　91
収縮期血圧　49, 58
就寝時　81
修正自立　64, 65
集　団　168
手指麻痺　88
主　食　150
腫　脹　111
出　血　111
手動式　38
受容期　14
手　話　15
手腕の麻痺　91
準寝たきり　73
準備期　134
障　害　10
　　──高齢者の日常生活自立度（寝たきり度）判定基準

　　　　73, 108
　　──物　16
小規模多機能型居宅介護　29
常　食　150
情　報　30
上腕動脈　58
食塊形成　134, 149
食　事　15, 109
　　──介助　118
　　──形態　88, 110, 118, 148, 150
　　──の状態　110, 118
触　診　138
褥　瘡　88, 93
食道入口部　135
食道期　136
食物残渣　16, 75
食物を使った練習　156
食欲不振　52
ショック期　14
徐　脈　57
自力歩行　31
自　立　63, 64
自立訓練　90
自律神経障害　50
視　力　49
心筋梗塞　50
真菌性肺炎　51
真菌類　80
神経内科系　50
進行性の変性疾患　51
進行変性疾患　51
人工ペースメーカー　50
深呼吸　140, 146, 163, 178
心身機能　11
　　──・身体構造　10, 12
人生レベル　12
振　戦　51, 75, 88, 92
身体構造　11
身体動作　62
身体能力の低下　89
人的環境　30
心電図　57
心拍数　50, 57
腎・内分泌・代謝系　51
信頼関係　90
心理面　48

■す
水銀体温計　59
水道管ホース　94, 99
睡眠時無呼吸症候群　60
すくみ足　51
スタンダードプリコーション（標準予防策）　55

頭痛　50, 52
スポンジ　94, 99
　　──ブラシ　76, 86
寸劇　168

■せ
生活・人生場面　11
生活環境　30
生活機能　10, 12
生活習慣病　48
生活自立　73
生活の質（⇒ QOL）　74, 134
生活レベル　12
清潔域　55
清潔感　91
精神運動制止　52
精神活動の低下　52
精神疾患　52
精神障害　51
清掃方法　163
清掃用具　74, 162
　　──の工夫　88
整髪　66
生命レベル　12
整容　65, 66
　　──（口腔ケア）　70
　　──動作　68
咳　119
摂食　134, 160
　　──・嚥下障害　82, 97, 108, 134
　　──・嚥下障害のメカニズム　134
　　──・嚥下の5期　134
舌圧子　120, 123
舌奥　77
舌下　127
舌下投与　50
舌筋　143
舌口蓋閉鎖　124
舌骨　127
舌骨喉頭挙上　145
舌尖　77, 120, 129, 130
　　──の運動範囲　120, 123
舌苔　77
セミファーラ位　32
背もたれ　34
ゼラチン　152
セルフケア　62, 68
洗顔　66
先行期　134
全介助　65, 113, 116, 117
全身状況　30
蠕動運動　136
全部床義歯（総義歯）　79, 80

前方突出　124
洗面所　31, 64, 69, 88
前輪　34

■そ
爽快感　91
総義歯　63, 79
装具　64, 72
走行介助　46
相互作用　12
増粘剤　118
増粘食品　150
側臥位　32
咀嚼　120, 160
　　──回数　158
　　──機能　122, 149
　　──機能評価　126
　　──不良　73
　　──力　120
　　──力判定ガム　127
　　──力評価　122
措置　26
速乾性手指消毒剤　56

■た
体位　148
体温　57, 59
　　──測定　59
体幹　85
耐久性　120
第1号被保険者　27
代償的栄養法　139
台所用スポンジ　99
第2号被保険者　27
ダイヤフラム面　151
唾液　108
　　──吸引　82
　　──分泌亢進　51
夕音　125
　　──の交互反復　125
脱感作　75, 82, 85, 86, 141
　　──療法　141
脱水　49
脱落症状　50
食べかす　111
食べこぼす　118
食べる　160
　　──こと（摂食・嚥下）のしくみ　166
痰　76, 77, 86, 111
段階別フード　128
段差　46

■ち
チアノーゼ 58
地域密着型サービス 29
チームアプローチ 109
中心静脈 140
中等度介助 65
聴　覚 17
　　──障害 17
聴診器 58, 151
聴　力 49
直接的訓練 140, 146

■つ
通所介護（デイサービス） 28
通所リハビリテーション（デイケア） 28
杖 31
杖歩行の介助 31
唾 127

■て
手　足 15
　　──のしびれ 52
手洗い 18, 56, 66
　　──ブラシ 96
低栄養 49
低　音 17
ティッピングレバー 34
手押しハンドル 34
手関節 57
できる ADL 64
手首の反転 88, 95
手振り 15
手　指 56
電気ひげそり 66
電子体温計 59
デンタルフロス 75, 76, 162
デンタルプレスケール 126
デンチャープラーク 80
点　滴 140
電動式 38
電動歯ブラシ 66, 75, 90, 92

■と
疼　痛 88
糖尿病 51
トーキングエイド® 15
特定施設入居者生活介護（介護付き有料老人ホーム等）
　　28
特定疾病 27
突進現象 51
とろみ 150
　　──調整食品 150
努力期 14

■な
軟口蓋 136, 137
軟　食 88, 150
難　聴 17

■に
におい 18, 112, 169
握　り 34
日常生活 15
　　──自立度 30, 73
　　──動作（⇒ ADL） 73
　　──の向上 90
ニトログリセリン 50
認知期 134
認知機能障害 52
認知症 27, 48, 52
　　──高齢者の日常生活自立度判定基準 53
　　──対応型通所施設 29

■ね
寝たきり 27, 73
　　──状態 73, 82, 106
　　──度 30
粘　膜 77
　　──清掃 86
　　──用清掃用具 76

■の
脳血管疾患 50
脳血管障害 50, 52
脳血管性認知症 52
脳梗塞 50
　　──後遺症 62, 94
脳出血 50
脳性麻痺 82
脳動脈瘤 51
脳浮腫 50
能力障害 10
のどぼとけ 127
飲み込み 118, 119
飲み込む反射 163

■は
歯 118, 170
パーキンソン病 51, 92, 94
肺　炎 51, 80, 88
背景因子 12
排　泄 68
媒　体 163
　　──の作製方法 163
配　膳 16
バイタルサイン 57
バイタルチェック 24, 57

排膿　111
背部痛　50
廃用症候群　49, 51
パ音　125
　　──の交互反復　125
吐き出し容器　97, 105
吐き出す反射　163
白衣　18
　　──の着用　56
歯，歯周組織の変化　161
パタカ　125
　　──繰り返しの交互反復　126
発音　109, 112, 120, 163
　　──器官　161
　　──の状態　110, 112
バックサポート　34
発語　15, 63, 112
発泡剤　78
発話　82
歯ブラシ　74, 98, 146, 162
　　──の改良　91, 93
　　──の選択　74
　　──の使い方　110, 112
濡元方法　41
歯磨き　15, 32, 108, 109, 162
　　──行動　62
　　──支援　93
　　──している　62
　　──自立　91
　　──時の状態　112
　　──能力　93
　　──の自立　90
　　──のポイント　172
歯磨剤　69, 78, 81
歯や義歯の手入れ方法　168
歯を磨く　31, 62, 69
　　──動作　65
　　──段階　70
早口　51
パルスオキシメータ　24, 59
半側空間失認　16
判定ガム　126
ハンドリム　34
ハンドル部分（把柄）　74, 75, 91-95, 120
反復唾液嚥下テスト（⇒ RSST）　122, 127, 138

■ひ
鼻咽腔閉鎖　137
非利き手　16, 69, 71, 101
ひげそり　66
鼻孔　58
肘かけ　34
非ステロイド性抗炎症薬　52

ヒゼンダニ　55
筆談　15
ビデオX線透視検査（⇒ VF 検査）　138
ビニール　94
　　──テープ　99, 100, 105
否認期　14
被保険者　27
ひも　101
表情筋　84, 161
病状　30
漂白剤　56

■ふ
ファーラ位　32
不安・焦燥　52
風船　153
フードテスト（⇒ FT）　122, 127, 128
吹き戻し　154
腹式呼吸　146
福祉用具の貸与・購入，住宅の改修　28
副食　150
副腎皮質ホルモン（ステロイド）　52
ぶくぶくうがい　109, 114, 121, 124, 162
不顕性誤嚥　137
不随意運動　76, 82
不整脈　50
普通食　150
フッ素配合　78
フットサポート　34, 38
部分床義歯（局部床義歯）　79, 80
不眠症　52
ブレーキ　34, 37
フロス　76
分泌物　85
粉末状　78

■へ
平均値　126
ヘッド部　74
ベッド　32
ペットボトル　105
ベル面　151
ペン打ち法　125

■ほ
防止対策　54
訪問介護（ホームヘルプサービス）　28
訪問看護　28
訪問入浴介護　28
訪問リハビリテーション　28
頬　83
　　──訓練　143
　　──の運動　140

──の体操　163
保険者　27
歩行器　31
歩行・車椅子　65, 67, 70
歩行障害　51
保　湿　78
　　──剤　78
補助的手段　163
補助的な清掃用具　76
補助ひも　101
補助用具　33, 162
ポジショニング　33, 82
　　──方法　46
発　赤　88, 111
補聴器　17, 49
ボディタッチ　15, 23
補綴物　111
骨の変形　52

■ま
前準備の段階　69
膜　面　151
マスク　56
マッサージ　82-84, 146
マニキュア　18, 60
麻痺　78, 80
マンシェット　58

■み
味　覚　49
　　──低下　49
右片麻痺　15
ミキサー　118
　　──食　118, 150
身だしなみ　17, 24
身振り　15
　　──手振り　15
脈　拍　57, 59
　　──数　57
　　──測定　57, 58

■む
ムース状　78
無気力感　54
無歯顎　77
無呼吸症候群　60
むせ　119
無　動　51

■め
目　線　14
メチシリン耐性黄色ブドウ球菌　55
滅菌パック　56

めまい　52
メンデルゾーン手法　145
綿　棒　78

■も
物忘れ　52
問　診　138

■や
夜間対応型訪問介護　29
薬物療法　51

■ゆ
有効性　109
友人関係　17
誘　導　110, 113, 114, 116

■よ
要因分析　89
要介護　27
　　──高齢者　73
　　──者　13, 19, 88
　　──状態　27, 30
　　──度　30
要支援　27
抑うつ気分　52
浴用タオル　21, 22
よだれ　112
予防着　56
予防サービス　28
予防体操　168
予防の方法　175
予防のポイント　162

■ら
ライター　101, 105

■り
リクライニング位　151
リクライニング機能　40
リズム　57
リハビリ効果　77
リハビリテーション　16, 62
流水下　80
流　涎　82, 86
流動食　139, 150
両側前腕　57
リラクセーション　141
リラックス　58, 86
リンシング　121, 124

■れ
冷水　128

レスト　79
レッグサポート　34
レモン水　76, 77

■ ろ
老人性骨粗しょう症　52
老人性難聴　49
老人福祉法　26
老人保健法　26
ろうそく　95, 101
ロールプレイ形式　19, 21, 22

■ わ
輪ゴム　94
割りばし　95, 99, 100

■ A-Z
ADL（⇒日常生活動作）　73
ADL 評価法　64
ALS（⇒筋萎縮性側索硬化症）　51
BDR 指標（⇒口腔清掃の自立度判定基準）　108
C-SS 歯ブラシ　75, 84
FIM（⇒機能的自立度評価）　62, 64, 109
FIM 評価表　68
FT（⇒フードテスト）　122, 128
ICF（⇒国際生活機能分類）　10
ICF の概念　11, 12
ICF の構成要素間の相互作用　12
ICIDH（⇒機能障害・能力障害・社会的不利の国際分類）　10
MRSA　55
MWST（⇒改訂版水飲みテスト）　122, 127
NG 法（⇒経鼻的経管栄養法）　139
OE 法（⇒間欠的経管栄養法）　139
PEG（⇒経皮内視鏡的胃ろう造設術）　139
QOL（⇒生活の質）　74, 134
RSST（⇒反復唾液嚥下テスト）　122, 127
ROM 訓練（⇒頸部可動域訓練）　141
SpO_2（⇒経皮的動脈血酸素飽和度）　59
VE（⇒嚥下内視鏡検査）　138
VF（⇒嚥下造影検査）　138
VF 検査（⇒ビデオ X 線透視検査）　138

◆著者プロフィール

濵元 一美（はまもと かずみ）

関西女子短期大学歯科衛生学科教授
修士（経済学），修士（教育学），博士（経済学）
1960年3月生まれ．
関西女子短期大学保健科歯科衛生士コース，関西女子医療技術専門学校歯科技工士科，東京福祉大学社会福祉学部を各卒業．
その後大阪産業大学大学院経済学研究科現代経済システム専攻博士前期課程，同大学院経済学研究科アジア地域経済専攻博士後期課程を各修了．また，神戸大学大学院人間発達環境学研究科教育・学習専攻博士前期課程を修了．
歯科診療所，病院等に約10年間，1993年からわかくさ竜間リハビリテーション病院に約10年間，各臨床現場に従事後，2003年関西女子短期大学入職．
歯科衛生士，歯科技工士，調理師，ホームヘルパー2級，ケアマネジャー等の資格を持ち，摂食・嚥下リハビリテーション認定歯科衛生士，在宅療養指導（口腔機能管理）認定歯科衛生士を各取得．

◆監修者プロフィール

祖父江 鎭雄（そぶえ しずお）

1964年大阪大学歯学部卒業．歯学博士．専門は小児歯科学．
日本小児歯科学会長，アジア小児歯科学会長，医道審議会専門委員などを歴任．
日本小児歯科学会賞受賞（平成11年5月）．現在，関西女子短期大学名誉学長．
〈著書〉『小児歯科保健新書』『イラストでわかる歯科医学の基礎』永末書店，
『新小児歯科学』医歯薬出版，ほか多数．

歯科衛生士のための口腔介護実践マニュアル
―手作り媒体で楽しくお口の健康教育！

2012年3月24日発行　第1版第1刷
2023年6月20日発行　第1版第9刷

監　修　祖父江 鎭雄（そぶえしずお）
著　者　濵元 一美（はまもとかずみ）
発行者　長谷川 翔
発行所　株式会社メディカ出版
　　　　〒532-8588　大阪市淀川区宮原3-4-30
　　　　ニッセイ新大阪ビル16F
　　　　http://www.medica.co.jp/
編集担当　佐々木由紀美
編集協力　杉村和美
DTP組版　白石春美
カバーデザイン　西村麻美
印刷・製本　株式会社シナノパブリッシングプレス

© Kazumi HAMAMOTO, 2012

本書の複製権・翻訳権・翻案権・上映権・譲渡権・公衆送信権（送信可能化権を含む）は，（株）メディカ出版が保有します．

ISBN978-4-8404-4049-3　　　　　　　　　　　　　　　　　Printed and bound in Japan

当社出版物に関する各種お問い合わせ先（受付時間：平日9:00〜17:00）
●編集内容については、06-6398-5045
●ご注文・不良品（乱丁・落丁）については、お客様センター 0120-276-115